AF464668

RECHERCHES EXPÉRIMENTALES

SUR LA

CROISSANCE DU CRANE

PARIS. — IMPRIMERIE DE E. MARTINET, RUE MIGNON, 2.

RECHERCHES EXPÉRIMENTALES

SUR LA

CROISSANCE DU CRANE

PAR

LE DR B. GUDDEN

DIRECTEUR DE L'ASILE DES ALIÉNÉS ET PROFESSEUR ORDINAIRE DE L'UNIVERSITÉ A MUNICH

TRADUIT DE L'ALLEMAND

PAR

LE Dr AUGUSTE FOREL

Avec onze planches photographiques reproduites par la phototypie.

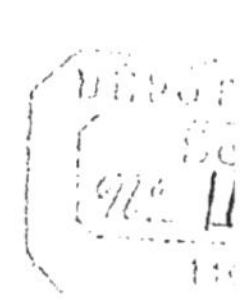

PARIS

V. ADRIEN DELAHAYE ET Cie, LIBRAIRES-ÉDITEURS

PLACE DE L'ÉCOLE-DE-MÉDECINE

1876

PRÉFACE DU TRADUCTEUR

La présente traduction a été entreprise avec l'assentiment de l'auteur et a été revue par lui. Quelques modifications insignifiantes, ne servant qu'à rendre çà et là le texte très-concis de l'original un peu plus explicite, ont été faites sous ses yeux. Le nom de l'auteur, connu par les progrès que ses expériences sur le cerveau d'animaux nouvellement nés ont fait faire à l'anatomie de cet organe, est à lui seul une garantie suffisante de la valeur de ce travail. La foule d'expériences originales et laborieusement préparées qu'il renferme, les lois importantes qui en découlent et qui jettent un jour tout nouveau sur la question si controversée du mode de croissance des os du crâne, le recommandent particulièrement à l'attention du public scientifique.

Dr Aug. Forel.

PRÉFACE DE L'AUTEUR

Le travail que je livre présentement à la publicité est ancien et a été fait simultanément avec mes expériences sur le système nerveux central et périphérique (voir le commencement de ces dernières dans *Archiv für Psychiatrie*, Bd. II, H. 3). J'ai dû renoncer à l'amener au terme que je m'étais proposé, et j'ai été obligé de me poser des limites pour ne pas devoir renoncer entièrement à sa publication.

Peut-être eût-il été plus exact de mettre en titre « Croissance du crâne chez le lapin ». J'aurai cependant l'occasion de démontrer ailleurs que les résultats obtenus ici s'appliquent en grande partie aussi au crâne humain.

Toutes les photographies ont été faites sous ma direction à Werneck, en 1869. Lorsqu'elles furent terminées, il me parut désirable de les faire reproduire au moyen de la phototypie. Toute personne s'intéressant au sujet devait pouvoir, avec des épreuves absolument fidèles, se former un jugement entièrement indépendant, au besoin la loupe à la main, d'après les planches plutôt que d'après le texte. Un essai fait dans ce sens à Zurich resta inachevé, mais une seconde tentative faite par l'entremise de M. Gemoser ici à Munich, réussit d'autant mieux. Si j'avais été plus au fait des procédés de la phototypie lors de l'élaboration des épreuves photographiques, les planches auraient certainement encore mieux réussi. Les photographies auraient dû être de grandeur double.

Je dois encore faire observer que j'ai montré et expliqué les préparations originales dans deux communications faites à la société des jeunes médecins de Zurich. Le compte rendu de ces communications, fait par moi-même, mais défiguré par de nombreuses fautes d'impression, se trouve dans le n° 5 du *Correspondenzblatt für Schweizer Aerzte*, année 1871.

Munich, août 1873.

Dr B. GUDDEN.

DE LA

CROISSANCE DU CRANE

Toutes les expériences qui vont suivre ont été faites sur des lapins nouveau-nés, deux seulement sur des pigeons fraîchement sortis de l'œuf. J'ai montré les avantages de cette méthode d'expérimentation dans *Archiv für Psychiatrie*, Bd. II, H. 3 (1). Ces expériences se laissent diviser en deux séries : la première se rapporte aux phénomènes concernant l'os seul ; la seconde s'étend à des phénomènes

(1) Le but de cette méthode est d'observer sur l'animal devenu adulte les suites de la lésion dont il a été l'objet aussitôt après sa naissance; ainsi p. ex. d'observer quels faisceaux de substance blanche et quels centres de substance grise sont atrophiés d'un côté dans le cerveau d'un lapin adulte auquel on a enlevé un œil immédiatement après sa venue au monde (Voir *v. Graefe's Archiv für Ophthalmologie*, *XX*, 2; Gudden, *Kreuzung der Fasern im chiasma nervorum opticorum*). L'auteur, à l'endroit cité (*Arch. für Psychiatrie*), démontre en outre les avantages inappréciables de toute opération faite sur un animal nouveau-né, savoir : 1° la sensibilité est encore très-peu développée; l'animal souffre peu et se débat peu; 2° le lapin nouveau-né n'a pas encore de poils; 3° le sang se coagule très-rapidement, de sorte qu'il y a fort peu d'hémorrhagie; 4° ensuite de l'activité vitale qui suit la naissance, les plaies faites, si profondes qu'elles soient, guérissent par première intention, avec une rapidité et une propreté incroyables, de sorte que chez l'animal devenu adulte on peut voir encore exactement la ligne d'opération qui n'a été déformée ni par des suppurations, ni par des cicatrices. (*Note du traducteur.*)

qu'on doit considérer comme résultant de la concurrence d'influences ambiantes. Cette division n'est pas tranchée, mais facilite la vue d'ensemble et l'exposition.

PREMIÈRE PARTIE

PHÉNOMÈNES DE CROISSANCE CONCERNANT LES OS SEULS.

C'est sur la voûte du crâne qu'il est le plus avantageux d'étudier ces phénomènes. D'un côté il est très-facile d'y expérimenter, de l'autre les phénomènes s'y présentent sous leur forme la plus simple.

CHAPITRE PREMIER

ORIGINE DES SUTURES DU CRANE. LEUR FORME DÉPEND DE LA DIRECTION DES CANAUX DE HAVERS.

Le crâne fœtal du lapin, comme celui de l'homme, se compose à sa base de cartilage hyalin, à sa voûte de cartilage membraneux et à ses côtés de formes intermédiaires qui prouvent l'intime affinité des deux formes de cartilage. La transformation du crâne membraneux en un crâne osseux commence, on le sait, aux bosses frontales et pariétales. A cet endroit se forme, en même temps qu'une riche vascularisation, un petit noyau irrégulier d'aiguilles osseuses. De ce noyau partent ensuite dans toutes les directions de fins rayons osseux allongés qui progressent toujours et qui lors de la naissance de l'animal ont si bien avancé, que les différentes aires d'accroissement des os du crâne se touchent presque les unes les autres ; la fontanelle frontale seule est alors le plus souvent encore ouverte. Les vaisseaux sanguins rayonnent dans la même direction que les aiguilles osseuses, et les dépassent même, on peut le dire, dans leur croissance. Les sutures ne sont autre chose que les lignes où les aires d'accroissement des os du crâne se rencontrent les unes les autres; elles ne sont aucunement préformées.

Partout où les rayons osseux, ou plus exactement les vaisseaux sanguins de l'os, se dirigent perpendiculairement à la suture, celle-ci devient dentelée (*sutura dentata*); partout où leur direction est parallèle à la suture, celle-ci devient lisse (*sutura simplex*). Sur la figure 8 de la planche I on voit dessinés les canaux de Havers du crâne d'un lapin âgé de six semaines (une fois et demie la grandeur naturelle; tous les essais faits pour les photographier ont manqué). Le commencement et la fin de la suture frontale, ainsi que le commencement de la suture sagittale sont lisses, le parcours des canaux de Havers leur étant parallèle; le milieu de la suture frontale, la suture coronaire, le milieu et la partie postérieure de la suture sagittale sont par contre dentelés, les canaux de Havers les atteignant plus ou moins perpendiculairement. Dans ce fait gît une loi fondamentale de la genèse des différentes formes de sutures (1). Si l'on examine encore les os wormiens (pl. II, fig. 1, 2, 3, 10, 11; pl. VII, fig. 1), on voit partout leurs sutures transversales dentelées et leurs sutures longitudinales lisses, ainsi que les modifications des dentelures aux sutures obliques. Ce fait correspond aussi au parcours des canaux de Havers; il suffit de comparer ces figures à la figure 8, planche I.

(1) Il n'est tout d'abord question que des crânes de lapin. Pour éviter toute confusion, n'oublions pas que cette loi suppose le tissu osseux formant des rayons allongés.

CHAPITRE II

EXCEPTIONS APPARENTES A CETTE RÈGLE.

On observe souvent des exceptions apparentes à la règle qui précède. Mais une étude attentive les explique toutes, de sorte qu'elles servent seulement en réalité à confirmer l'exactitude constante de la loi énoncée. En voici l'énumération :

1° Tandis que le milieu de la suture sagittale a régulièrement de fortes dentelures, il n'est pas rare de voir les dentelures du milieu de la suture frontale apparemment faibles, quoique les canaux de Havers tombent perpendiculairement à cet endroit. Le fait est dû à une modification des dentelures. Celles-ci sont en réalité fort bien développées, mais elles s'engrènent horizontalement et non verticalement, ce qui fait qu'elles paraissent moins à la surface. Il suffit de désarticuler les os frontaux pour être aussitôt au clair (pl. VII, fig. 9; comparer aussi pl. III, fig. 1, à l'aide de la loupe). La cause de cette modification est, il est vrai, encore inexpliquée. Lorsqu'on examine au microscope le crâne de lapins âgés de plusieurs jours traité par l'alcool et rendu transparent par le baume de Damar, on dirait que les canaux de Havers (leurs vaisseaux sanguins), qui ailleurs sont disposés en séries perpendiculaires, se contournent à cet endroit en formant des séries plutôt horizontales ou obliques.

2° Une seconde exception apparente se montre le plus souvent à l'extrémité temporale de la suture coronaire. Elle devrait être dentelée comme le reste de la suture, et cependant elle est lisse à l'ordinaire. Un examen plus attentif montre que cela tient à la formation d'écailles. Le bord seul est lisse: on trouve les dentelures, quoique ordinairement un peu plus faibles, sur les surfaces de contact des écailles (pl. II, fig. 4). Lorsque la formation d'écailles fait défaut, l'extrémité temporale de la suture coronaire se montre dentelée comme le reste (pl. II, fig. 5). La figure 6 de la planche II fait voir une forme intermédiaire. Les causes qui transforment une suture ordinaire en une suture écailleuse sont encore à rechercher; ces deux sortes de sutures ne sont du reste pas rigoureusement distinctes l'une de l'autre; la figure 6 de la planche II en fait preuve. J'ai fait photographier aux figures 7 et 8 de la planche II un os wormien chez lequel la formation d'écailles a nui au développement des dentelures de la même façon qu'à l'extrémité temporale de la suture coronaire.

3° Chez les os wormiens, il faut en outre prendre garde à une autre circonstance. La règle est, il est vrai, que leurs canaux de Havers suivent en somme la direction de ceux des os principaux limitrophes (pl. II, fig. 1, 2, 3, 10, 11). Mais chaque os wormien a aussi son centre, son noyau osseux propre, d'où partent ses rayons. Des diverses incidences de ces rayons sur ceux des os voisins résultent diverses petites exceptions apparentes à la règle générale. Elles s'expliquent néanmoins chaque fois comme celles que nous venons de voir lorsqu'on examine attentivement, aussi je me dispense d'en dire plus ici.

Nous venons de démontrer que les exceptions qui semblent infirmer notre règle sur la formation des sutures ne sont qu'apparentes. Je prie ceux qui malgré tout ne seraient pas persuadés que la forme des sutures dépend de la direction des canaux de Havers, d'examiner attentivement les figures 4 et 7 de la planche III par exemple, puis encore de comparer les figures 9 et 10 de la planche I avec la figure 8 de la même planche. Au moyen de la ligature des carotides opérée quatre jours après la naissance (je reviendrai plus tard sur cette importante expérience), on obtient un changement dans la direction des vaisseaux des os du crâne. Ils se dirigent par exemple dans la figure 4 de la planche III obliquement de la suture coronaire droite à la suture sagittale, et dans la figure 7 de la planche III obliquement de la suture coronaire gauche à la suture sagittale. A ce changement de direction des vaisseaux correspond exactement un changement dans la direction des dentelures de la suture sagittale qui deviennent obliques, couchées, l'angle d'incidence des canaux de Havers (vaisseaux) sur la suture étant devenu oblique dans le même sens. Les figures 9 et 10 de la planche I représentent les crânes des figures 4 et 7 de la planche III (une fois et demie la grandeur naturelle) avec le dessin du parcours des canaux de Havers. La figure 8 de la planche I représente le parcours des canaux de Havers dans le crâne normal, et sert de point de comparaison.

CHAPITRE III

EXCISION D'UNE SUTURE. SA RÉGÉNÉRATION.

On admet assez généralement que le crâne croît par ses sutures. Les os croissent, dit-on, en longueur et en largeur par leur bord sutural; pour ce qui concerne l'épaisseur cependant, la croissance se fait par le pericranium (exceptionnellement par la dure-mère). La résorption nécessaire à l'adaptation du crâne au cerveau qui non-seulement grossit mais encore change de forme, se fait par la face intérieure de l'os, et suit la croissance du crâne en épaisseur pour ainsi dire en la corrigeant (Virchow, *Gesammelte Abhandlungen*, p. 936). On conteste ordinairement l'existence d'une croissance interstitielle. Et cependant ces théories, quoique les travaux qui sont à leur base soient excellents et fassent époque, ne concordent pas avec la réalité des faits.

Les crânes de deux lapins adultes sont photographiés aux figures 1 et 2 de la planche I. Chez le premier on avait enlevé la suture sagittale et une partie de la suture frontale immédiatement après la naissance; chez le second, la suture sagittale seule. L'opération est un peu délicate et demande une certaine prudence si l'on veut éviter de blesser le sinus longitudinal; la lésion de ce sinus produit une forte hémorrhagie qui gêne l'opérateur et peut épuiser le petit animal. Il s'agit de conserver le tranchant du bistouri dans l'os, à côté de la suture, sans cependant enlever plus d'os qu'il n'est absolument nécessaire pour être sûr d'avoir enlevé toute la suture. Si l'opération a réussi, et si l'on est parvenu sans enfoncer le bistouri profondément à couper l'os entièrement ou à peu près des deux côtés avec son périoste interne, on arrive parfois en tirant doucement à détacher du sinus longitudinal supérieur, sans déchirer sa paroi, la lanière osseuse maintenant isolée qui renferme la suture (1). Mais même lorsque le sinus se déchire dans ce dernier acte de l'opération, le malheur n'est pas grand, vu qu'on peut recoudre immédiatement la plaie de la peau, ce qui fait cesser très-vite l'hémorrhagie. Quelles sont maintenant les conséquences de l'excision de la suture? La figure 9 de la planche XI montre l'un des résultats possibles (formation d'un écartement) dont nous parlerons plus tard. Les figures 1 et 2 de la planche I font par contre voir l'autre conséquence possible : les deux os lésés ont continué à croître et ont formé une nouvelle suture, légèrement irrégulière il est vrai. On ne remarque pas trace de rétrécissement dans le diamètre transversal du crâne. Il est donc possible d'enlever complétement des sutures; les os respectifs, je le répète, en souffrent à peine, continuent à croître sans qu'il arrive de perturbation notable dans le développement du crâne, et forment en se rencontrant une nouvelle suture.

(1) Cela paraît invraisemblable et c'est cependant vrai. Chez le lapin il semble qu'il y a au moins un commencement de différenciation entre la dure-mère et le périoste interne, sans quoi le fait du sinus restant intact lors même qu'on l'a détaché du périoste interne serait incompréhensible. On sait que la dure-mère et le périoste interne sont distincts dans le canal vertébral. Or une pareille séparation se produit aussi chez le crâne de l'homme dans certaines circonstances; la cause en est, il est vrai, encore obscure. Je suis en possession, par l'entremise obligeante de M. Grashey, directeur de l'asile de Deggendorf, d'une tête d'enfant nouveau-né idiot, chez laquelle cette séparation est fort remarquable. M. le professeur de Bischoff a aussi examiné la préparation et confirmé le fait.

CHAPITRE IV

FORMATION DE SUTURES ENTIÈREMENT NOUVELLES DANS LA CONTINUITÉ DES OS.

J'ai dit plus haut que dans le crâne, là où deux aires d'accroissement de l'os se rencontrent, il se forme une suture. S'il se produit un noyau osseux surnuméraire, il forme aussi son aire d'accroissement et partant ses sutures. Sans cette explication du fait, la formation des crânes en dessin de cartes géographiques (*Landkartenschædel*), comme les représente M. de Bruns dans son excellent ouvrage de chirurgie (1), serait incompréhensible. Mais l'explication une fois admise, l'idée de provoquer artificiellement la formation de sutures entièrement nouvelles se présentait tout naturellement à l'esprit; et ces nouvelles sutures ne devaient nullement influencer l'accroissement ni la forme du crâne.

(1) Von Bruns, *Die chirurgischen Krankheiten des Gehirns und seiner Umhüllungen.*

Si l'on fend chez un jeune lapin l'un des os de la voûte du crâne par son milieu à l'aide d'un bistouri ou d'une paire de ciseaux, trois conséquences sont possibles. — a) Lorsque les deux bords de la fente sont trop éloignés l'un de l'autre, il se forme un écartement (pl. I, fig. 6; pl. VII, fig. 1, 3 et 4; pl. XI, fig. 11). b) Lorsque les deux bords de la fente sont trop serrés l'un contre l'autre, il se forme une *synostose* (planche VIII, figure 3, à l'os pariétal gauche et à l'os frontal droit, cette dernière si complète qu'on ne voit plus même la place où fut la fente; planche X, figure 4, à l'os frontal gauche; planche XI, figure 11, aussi à l'os frontal gauche). c) Lorsque les deux bords de la fente se touchent sans être exactement adaptés ni serrés l'un contre l'autre, il se forme une *suture* qui souvent ne se distingue en rien des sutures normales (planche I, figures 3 et 4, aux deux os pariétaux; planche I, figure 5, à l'os pariétal gauche où la suture artificielle tombe presque perpendiculairement sur la suture sagittale; planche I, figure 6, à l'os frontal, à l'extrémité de l'écartement; planche I, figure 7, à l'os frontal gauche, suture artificielle parallèle à la suture coronaire; planche VII, figure 1, à l'os pariétal gauche, à l'extrémité postérieure de l'écartement; planche X, figure 4, aussi à l'os pariétal gauche, à l'extrémité postérieure d'un petit écartement).

En examinant les figures, le lecteur aura déjà remarqué que ces sutures artificiellement produites, ou nouvelles sutures, peuvent se combiner avec des écartements et des synostoses. Il n'est pas non plus absolument certain que le degré plus ou moins fort d'attouchement des bords de la fente qu'on a pratiquée dans l'os soit l'explication complète de ces trois formations. Peut-être y a-t-il encore quelque autre cause inconnue.

Les synostoses et les écartements ne nous intéressent pas ici; les sutures artificielles doivent par contre nous occuper un moment.

Les plus beaux exemplaires que je possède sont ceux qui sont représentés aux figures 3 et 4 de la planche I. Malheureusement les photographies sont très-inférieures aux originaux chez lesquels les sutures surnuméraires artificielles ne se distinguent absolument en rien des naturelles. Ce sont ces crânes qui m'ont fait regretter le plus vivement de n'avoir pas mieux connu plus tôt les procédés de la phototypie ni les conditions nécessaires à sa réussite complète. Ils ont été obtenus de la manière suivante. Pour pouvoir enlever l'un des tubercules quadrijumeaux antérieurs (*Archiv für Psychiatrie*, l. c., p. 718), je commençai par faire une section longitudinale (sagittale) de la peau. Puis je divisai sur toute sa longueur la suture lambdoïde avec un bistouri tenu obliquement afin de ne pas blesser la dure-mère. Après quoi je fis entrer l'une des lames d'une fine paire de ciseaux dans l'un des coins de la suture divisée, aussi loin que possible de la ligne médiane du crâne, et après l'avoir fait glisser entre la dure-mère et le crâne jusqu'à la suture coronaire, je tranchai l'os pariétal en deux sur toute sa longueur. La même opération une fois faite de l'autre côté, je pus me servir de la suture coronaire comme charnière pour retrousser momentanément la partie du crâne circonscrite par ces trois coupes, et opérer à mon aise sur le cerveau, ce qui n'a pas à nous occuper ici. Les crânes ont dû être en partie détruits pour pouvoir sortir les cerveaux sans les gâter. Aussi n'ai-je pu conserver la suture temporale que dans celui de la figure 3, à droite. Dans celui de la figure 4, la partie de l'os pariétal droit située entre la suture artificielle et la suture temporale s'est perdue pendant la macération. Si l'on avait pu conserver les crânes entiers, les figures auraient meilleure façon. Les sutures artificielles des figures 5, 6 et 7 de la planche I et de la figure 4 de la planche X se sont formées à la suite de l'extirpation du lobe supérieur d'un hémisphère cérébral (*Arch. für Psychiatrie*, l. c., p. 708). Une section longitudinale de la peau pratiquée dans la ligne médiane met le crâne à nu. Cela fait on introduit par le côté du crâne, un peu au-dessus du niveau du corps strié et des couches optiques, un petit bistouri à tranchant convexe qu'on enfonce horizontalement à travers l'os et le cerveau jusqu'à la scissure interhémisphérique en coupant d'avant en arrière sur toute la longueur du crâne. La section terminée, on tourne un peu le bistouri autour de son axe, et l'on extrait avec la lame le lobe cérébral coupé. La moitié du crâne qui avait été soulevée pendant l'extraction du lobe cérébral se referme d'elle-même en retombant, et l'on coud la plaie extérieure après l'avoir nettoyée. Dans cette opération on coupe à la fois l'os et la dure-mère, ce qui n'est pas le cas dans la précédente. L'exemplaire photographié à la figure 4 de la planche X n'a pas été ouvert, afin qu'on pût voir, au moins dans un cas, que le crâne conserve parfaitement sa forme malgré la lésion cérébrale. Je reviendrai plus tard sur ce cas particulier. Sur le crâne photographié à la figure 1 de la planche VII, je me bornai à pratiquer la section de l'os, sans toucher au cerveau; nous reviendrons aussi plus loin sur son compte. La suture artificielle la mieux rendue est celle de la figure 7 de la planche I. Elle fait suite à un écartement, comme c'est souvent le cas, et se dirige ensuite parallèlement à la suture coronaire à travers l'os frontal jusqu'à la suture frontale. Il est donc démontré qu'on peut produire artificiellement de nouvelles sutures dans le crâne; et, de même que les sutures naturelles sont les lignes de démarcation et de contact entre les aires d'accroissement naturelles, les sutures artificielles sont les lignes de démarcation et de contact entre les aires d'accroissement artificiellement formées.

Il est plus difficile de démontrer que la production de sutures artificielles n'altère pas la configuration du crâne; par exemple qu'une suture artificielle parallèle à la suture sagittale ne provoque pas de dilatation du crâne. Par la manière dont on obtient les sutures, il s'y mêle des circonstances étrangères très-perturbatrices. Les figures 3 et 4 de la planche I sont celles qu'on peut le mieux utiliser à ce point de vue. L'intercalation naturelle de grands os wormiens démontre d'une façon beaucoup plus sûre et plus décisive que le doublement d'une suture est sans influence sur la forme du crâne.

CHAPITRE V

LE DOUBLEMENT D'UNE SUTURE NE CHANGE EN RIEN LA FORME DU CRANE.

Welcker (1) a trouvé, à la suite des mesures qu'il a prises, que la formation entière du crâne est puissamment influencée par la suture frontale, suivant qu'elle reste ouverte tôt ou qu'elle s'oblitère tard (2). Mais si la suture a vraiment une importance telle que semble le prouver Welcker, on doit pouvoir démontrer des résultats analogues dans les cas de doublement d'une suture. Sur un certain nombre de crânes de lapins, j'ai formé six groupes d'après leur longueur. Après divers essais, j'ai trouvé que le plus simple et le plus sûr pour mesurer cette dernière était de prendre la distance de la

(1) Welcker, *Untersuchungen über Wachsthum und Bau des menschlichen Schädels*, p. 3 et pl. I, ainsi que « Abschnitt 5 ».

(2) Cependant il ajoute aussitôt après : « On devine immédiatement « qu'il ne s'agit » pas simplement ici d'une suture qui demeure ouverte, mais bien d'une anomalie » typique de la forme du crâne ».

protubérance occipitale externe au point le plus proéminent de l'os intermaxillaire. Chacun des six groupes se subdivise en trois : 1° crânes sans os wormiens (de beaucoup les plus nombreux) ; 2° crânes avec un grand os wormien ; 3° crânes avec deux os wormiens relativement grands. Tous ces os wormiens se trouvaient dans la région de la fontanelle frontale, leur siége ordinaire chez le lapin. J'ai mesuré en outre chez tous ces crânes la longueur des deux sutures coronaires prises ensemble, en plaçant les points du compas de chaque côté au sommet de l'angle que forment entre elles la suture coronaire et la suture temporale. Dans les cas où le sommet de cet angle est arrondi, ce qui arrive parfois, j'ai mesuré au point de croisement des lignes de direction moyenne des deux sutures.

TABLEAU

Groupes.	CRÂNES SANS OS WORMIEN.		CRÂNES AYANT UN GRAND OS WORMIEN.		CRÂNES AYANT DEUX GRANDS OS WORMIENS.	
	Longueur des crânes.	Longueur des sutures coronaires.	Longueur des crânes.	Longueur des sutures coronaires.	Longueur des crânes.	Longueur des sutures coronaires.
I	50 millim.	19,5 millim.			50 millim.	20 millim.
II	67	21,3	68 millim.	21,3 millim.	68	21
III	71,3 71 71 71,5 71 } 71,2	22 22 21,5 21 20,5 } 21,4	72	21,5	71 70,5 } 70,7	22 21 } 21,5
IV	73	21,6	73	21,6		
V	76 75 75 76 74 76 75 74 } 75,1	23,2 23,2 23 22,3 22,3 22,4 22,2 21 } 22,4			76 75 75 } 75,3	23,5 22,3 21,6 } 22,5
VI	86,2 86 85 84,5 } 85,4	24,5 23,5 23,5 23,5 } 23,7	85	24,3		

Il ressort du tableau précédent que même de grands os wormiens, ou ce qui revient au même le doublement et même le triplement d'une suture, n'ont pas d'influence appréciable sur la configuration générale du crâne (1). Cependant, pour rendre le fait encore plus clair, j'ai fait photographier aux figures 9, 10 et 11 de la planche II les crânes de trois lapins qui, ayant été mis bas en même temps par la même femelle, s'étaient développés très-semblablement. Les os wormiens avaient été découverts au moment où les petits animaux allaient être opérés. Je renonçai à l'opération, recousis les sections de la peau, marquai les lapins et les fis tuer plus tard en même temps. Les crânes sont, on le voit, comme faits d'un moule. Les mesures prises comme dans le tableau ci-dessus sont :

Fig. 9 : Longueur du crâne, 61 mill. Long. des sutures coronaires, 27,5 mill.
Fig. 10 : Longueur du crâne, 60 » Long. des sutures coronaires, 27 »
Fig. 11 : Longueur du crâne, 61 » Long. des sutures coronaires, 27,8 »

Les différences sont si insignifiantes qu'on peut dire les trois crânes égaux entre eux en longueur comme en largeur.

(1) Ce qui n'est point en contradiction avec le fait que des dilatations du crâne provenant d'autres causes favorisent la formation d'os wormiens.

CHAPITRE VI

ATROPHIES PARTIELLES DU CRANE PRODUITES AU MOYEN DE LA LIGATURE DES CAROTIDES. RÉTRÉCISSEMENTS SANS SYNOSTOSE. RÉTRÉCISSEMENTS AVEC SYNOSTOSE.

J'arrive au principal argument qui a servi de base à la théorie faisant des sutures du crâne les matrices de l'os, aux synostoses avec rétrécissements et dilatations complémentaires. Rien n'est plus éloigné de ma pensée que de méconnaître les grands résultats qui ont été obtenus sur ce terrain. Ce que je crois pouvoir prouver, c'est que les synostoses des sutures et les rétrécissements du crâne, malgré leur coïncidence si fréquente, ne sont pas en rapport causal, mais que tous deux proviennent d'une cause commune plus profonde, savoir la destruction d'un nombre considérable d'éléments constitutifs de l'os. Aussi peut-il se former des rétrécissements du crâne sans synostose des sutures et vice-versâ. La destruction des éléments constitutifs de l'os peut avoir lieu de différentes manières; il est possible de la produire expérimentalement d'une façon très-instructive en pratiquant la ligature des deux carotides peu de jours après la naissance. Le plus tôt que l'expérience réussit est le mieux. Mais si l'on opère avant le quatrième jour, les lapins meurent par suite d'hébétude trop considérable. Même lorsqu'ils ont dépassé l'âge de quatre jours ils deviennent stupides et paresseux après l'opération; mais ils se remettent lorsque la circulation collatérale s'établit, et deviennent peu à peu plus vifs et plus mobiles. On fait un pli longitudinal de la peau du cou, et l'on pratique une section suffisamment grande. Puis après avoir enlevé la graisse avec une pince et une paire de fins ciseaux courbes, et avoir ainsi isolé les deux carotides, on fait leur ligature avec un fil fin. Pour cette opération je me sers d'une aiguille à coudre ordinaire que je fais passer sous l'artère de dedans en dehors par son extrémité obtuse, en laissant le nerf pneumogastrique de côté. Les ligatures faites, on coud la plaie et on coupe tous les fils, y compris ceux des ligatures, ne leur laissant que 5 millimètres de longueur. Tout guérit ensuite, de soi, sans qu'on ait autrement besoin de s'en inquiéter. Il est frappant de voir comment le petit animal qui se mouvait encore d'une façon normale après la ligature de la première carotide devient tout à coup tranquille et hébété après la ligature de la seconde qui s'était d'abord violemment distendue sous l'augmentation de la pression du sang. — La peau de la tête devient un peu livide et œdémateuse; de petites bandelettes étroites deviennent parfois nécrosées au bord des oreilles; le milieu de la tête devient chauve, et souvent aussi les côtés du visage, tantôt plus à droite, tantôt plus à gauche. Puis une circulation collatérale se forme; l'œdème disparaît, les poils repoussent, et les petits lapins qui s'étaient d'abord amaigris et ne grossissaient que lentement se portent bientôt aussi bien que ceux qui n'ont pas été opérés. Je les fis ordinairement tuer au bout de six semaines, parfois avant, parfois seulement lorsqu'ils eurent atteint l'âge adulte. La circulation collatérale s'établit au moyen des artères vertébrales. Le sang descend par les carotides internes dans les carotides externes pour remonter de là dans les ramifications de ces dernières artères. Une autre partie va par l'artère ophthalmique dans l'artère supraorbitale dont les ramifications dilatées creusent des sillons assez profonds dans l'os frontal. Les figures 12 et 13 de la planche VI représentent l'atlas et l'épistrophée d'un lapin adulte chez lequel la ligature des deux artères carotides communes avait été pratiquée 5 jours après la naissance; les figures 14 et 15 de la même planche représentent les mêmes vertèbres chez un lapin adulte normal.

Les phénomènes qui se passent dans les os du crâne après la ligature des carotides sont les suivants. Les vaisseaux les plus nombreux, les plus jeunes et les plus délicats se trouvent au bord des os, à la limite des aires d'accroissement. Leurs pousses les plus avancées se terminent probablement en cul-de-sac, ce que semblent démontrer l'examen microscopique et la grande difficulté que présente leur injection au moyen de gélatine carminée d'après la méthode de Thiersch. Des recherches ultérieures devront décider la chose définitivement. Cette région est par suite de ce que nous venons de dire la plus sensible aux conséquences de la ligature des carotides qui provoque dans tout son courant circulatoire une stase plus ou moins forte. Si celle-ci est partout vaincue par l'établissement de la circulation collatérale, ce qui arrive dans environ un tiers des cas, il ne demeure aucun trouble durable dans la croissance de l'os. Par contre, si ce n'est pas le cas, et si la stase devient quelque part permanente, ce qui a lieu à des endroits fort divers, mais principalement aux régions limitrophes, il s'ensuit qu'un ou plusieurs bords d'os sont définitivement exclus du courant circulatoire. Les conséquences nécessaires de ce fait sont la nécrose des éléments constitutifs de cette région, la cessation de sa croissance, et par suite le rétrécissement du crâne dans la direction de cette croissance. On peut aussi suivre les phases de la nécrose au microscope en tuant les opérés nouveau-nés à des époques consécutives régulières. Les localités les plus favorables à cette étude sont celles situées dans l'intérieur de l'os où parfois, comme nous l'avons déjà laissé entrevoir, il demeure une stase permanente en un endroit circonscrit. Les trabécules et les corpuscules osseux se détruisent par une sorte de macération. Ainsi se sont formées les petites lacunes des crânes photographiés à la planche III, figure 1 et à la planche VI, figure 1; cependant chez celui de la planche VI, figure 1, une autre cause est peut-être en jeu, savoir la pression du cerveau; le bord un peu relevé des lacunes parle pour cette dernière opinion.

Le cartilage sutural lui-même est plus pauvre en vaisseaux et plus résistant que le bord de l'os. S'il ne se détruit pas, dans le domaine de la zone nécrosée de l'os, il conserve plus ou moins la forme qu'il avait lorsque la croissance de l'os qu'il borde fut arrêtée. Nous obtenons alors un rétrécissement sans synostose. Si par contre le cartilage est aussi détruit, ce qui arrive quand la thrombose atteint un degré plus considérable, on obtient un rétrécissement avec synostose. Ainsi s'explique pourquoi ce genre de synostoses coïncide dans la règle avec les rétrécissements les plus considérables. Les rétrécissements sans synostose, avec conservation de la suture sous sa forme fœtale, sont les plus instructifs pour nous.

Les figures 1, 2, 3, 4, 5, 6, 7, 8, 9, de la planche III, et les figures 1, 2, 3, 4, 5, 6 de la planche IV représentent cinq de ces crânes avec rétrécissements sans synostose, chacun dans trois positions facilitant leur étude. De très-petites synostoses en forme de ponts étroits n'ont pas été prises en considération. Des passages de la forme fœtale à la synostose de la suture sont fréquents. L'arrêt de croissance se trouve dans la figure 1 (2 et 3) de la planche III le long de la suture temporale gauche, dans la figure 4 (5 et 6) de la planche III, le long de la suture coronaire droite, dans la figure 7 (8 et 9) de la planche III le long de la suture coronaire gauche, dans la figure 1 (2 et 3) de la planche IV le long de la suture coronaire gauche et de la suture temporale gauche, dans la figure 4 (5 et 6) de la planche IV le long de la suture coronaire droite et de la suture temporale gauche.

Les photographies représentant des rétrécissements avec synostose sont les suivantes : planche VI figure 7 (synostose du commencement de la suture sagittale) ; planche IV figure 9, et planche V figure 2 et 4, le même crâne dans diverses positions (synostose de la moitié postérieure de la suture sagittale), et pour comparer les figures 8 de la planche IV, 1 et 3 de la planche V, représentant un crâne normal dans les mêmes positions; planche V figure 9 (synostose de la suture sagittale presque entière; planche V figure 6 (et 8) (synostose de la suture frontale), avec photographies comparatives du crâne normal dans les mêmes positions aux figures 5 et 7 de la même planche; planche V figure 11 (et 10) (synostose de la suture coronaire droite); planche IV figure 1 (2 et 3) (synostose de la suture coronaire gauche chez un lapin tué 18 jours après l'opération); planche IV figures 4 et 5 (synostose de la suture située entre l'écaille et la portion articulaire de l'os occipital), avec photographies comparatives du crâne normal dans les mêmes positions aux figures 6 et 7 de la même planche (1). Il est regrettable que la plupart des figures de la planche VI qui ont été empruntées à des objets très-fins et délicats laissent à désirer sur divers points. — Si, comme il a été dit à la préface, les premières épreuves photographiques avaient été prises en grandeur double, diverses lignes très-fines qui se sont perdues se seraient conservées. Cependant un inconvénient qui paraît être inséparable de la phototypie, c'est que les lignes trop fortes s'étalent en largeur par l'impression d'une façon très-fâcheuse.

(1) J'ai fait photographier aux figures 12 et 13 de la planche V, une synostose remarquable de la suture coronaire gauche trouvée par hasard chez un crâne de taupe.

CHAPITRE VII

DANS LA RÉGION ATROPHIÉE DU CRANE LES SUTURES NON OBLITÉRÉES DEMEURENT A L'ÉTAT FŒTAL. CONDUITE DES SUTURES VOISINES.

Avant de donner les mesures des rétrécissements et d'entrer dans de plus amples détails à leur sujet, nous avons à parler de deux autres points importants, pour autant du moins qu'ils nous touchent ici. Ces points viennent d'être nommés dans le titre du chapitre.

1° Quoique chez le lapin nouveau-né les divers os du crâne se soient à peu près atteints les uns les autres, excepté dans la région de la fontanelle frontale, ils ne sont pas encore en contact assez intime pour que leurs dentelures, là où il s'en forme, s'engrènent les unes dans les autres. La suture fœtale paraît donc aux endroits en question plus lisse et moins dentelée que la suture de l'adulte. Lorsque l'accroissement de l'os est troublé le long d'une de ces sutures fœtales, les dentelures ne peuvent pas se développer plus, ou ne peuvent plus se développer que d'une façon limitée, aussi la suture reste-t-elle plus ou moins lisse. Des sutures moins dentelées qu'à l'état normasont donc dans certaines circonstances l'expression très-marquée d'un affaiblissement de l'accroissement. Il serait néanmoins prématuré d'en conclure que de pareilles sutures sont toujours dues à une atrophie des os limitrophes, ou vice-versâ qu'une suture plus dentelée qu'à l'état normal est toujours l'expression d'un accroissement exagéré (1). J'ai fait photographier à la figure 14 de la planche I le crâne d'un lapin adulte microcéphale; la suture sagittale, la suture coronaire, et les sutures temporales y sont très-richement dentelées. La figure 3 de la planche VIII représente la voûte crânienne d'un lapin auquel les deux grands hémisphères cérébraux avaient été enlevés immédiatement après la naissance; la dentelure de ses sutures n'est nullement amoindrie. Comparée à une autre normale du même âge (fig. 4, pl. VIII), cette voûte crânienne se trouve pourtant être beaucoup plus plate et raccourcie dans toutes ses dimensions (comparer avec les figures 5 et 6 qui représentent les deux crânes des figures 3 et 4 sous deux vues de profil différentes). Le crâne le plus instructif à cet égard est représenté à la figure 2 de la planche VII. A un lapin, peu de jours après sa naissance, j'avais extirpé de l'os pariétal gauche une bandelette large de deux millimètres, parallèlement à la suture sagittale et à environ deux millimètres de distance d'elle. La conséquence fut la formation d'un écartement, ensuite de quoi l'os pariétal droit fut soumis à un retard de développement, fait que nous traiterons spécialement plus tard.

(1) Welcker (*Untersuchungen über Wachsthum und Bau des menschlichen Schädels*, p. 2) dit : « Je ne trouve à ce sujet dans les ouvrages des auteurs qu'une observation de Stahl (*Zeitschrift für Psychiatrie*, 1854, p. 547), d'après lequel les sutures linéaires et celles à fines dentelures accompagnent les dépressions et les rétrécissements du crâne, les sutures fortement dentelées par contre ses voussures et ses dilatations. Stahl fait remarquer que le milieu de la suture sagittale et le milieu de la suture coronaire se distinguent par des dentelures très-grandes, très-ramifiées, et que précisément en ces endroits le crâne est souvent plus fortement voûté qu'ailleurs. Ces observations sont parfaitement exactes, mais on se tromperait si l'on admettait que la forte dentelure des sutures ait pour conséquence une augmentation de la croissance du crâne. »

5

L'extrémité antérieure (coronaire) de la portion conservée de l'os pariétal gauche adjacente à la suture sagittale fut tirée et déviée mécaniquement (par l'accroissement en arrière de l'os frontal gauche), si bien que ses dentelures à la suture coronaire, déjà préformées, s'écartèrent les unes des autres. Au contraire les dentelures de l'os pariétal droit préformées aussi, furent pressées les unes contre les autres par suite du retard survenu dans l'accroissement transversal de cet os, ce qui donne ici l'apparence d'une dentelure plus riche qu'à l'état normal.

2° Dès que la croissance cesse le long d'une suture à la suite de la nécrose des éléments constitutifs du bord de l'os, le liquide nutritif, le sang, se détourne de la zone nécrosée comme d'une barrière pour couler vers les régions voisines dont les éléments constitutifs sont intacts. Ainsi par exemple lorsque la nécrose a lieu le long de la suture coronaire, le sang se détourne pour couler vers les sutures sagittale, frontale et temporale. La régularité des courbes que forment les vaisseaux sanguins en se détournant est très-remarquable; elle donne une preuve intéressante (nous en verrons encore diverses plus bas) de la faculté qu'ont les os de s'accommoder à des influences mécaniques du dehors. J'ai déjà fait remarquer au chapitre premier que la direction des vaisseaux sanguins de l'os (dans les canaux de Havers) sur la suture coronaire est en somme perpendiculaire. Ils sont reliés entre eux par des anastomoses qui forment en général avec eux un angle plus ou moins droit. C'est par ces anastomoses que le sang se détourne et qu'il se forme une voie (les courbes sus-mentionnées) dans laquelle il coule avec le moins de résistance possible, en aplanissant par sa pression toutes les protubérances et tous les angles (1). Qu'on veuille jeter un coup d'œil sur les figures 8, 9 et 10 de la planche I qui ont été dessinées avec beaucoup de soin. Or là où il y a augmentation de l'afflux du sang, il y a aussi augmentation de

(1) C'est une observation qui me charme chaque fois que je la refais.

croissance; donc dans l'exemple que nous avons pris, il y a augmentation de croissance au bord des os le long des sutures mentionnées, et par suite allongement de la suture atrophiée, de la suture coronaire; je reviendrai bientôt sur ce point. Lucä dit par contre en parlant de l'homme que lorsqu'une synostose dure depuis longtemps, la suture oblitérée est en même temps aussi raccourcie (*Schädel abnormer Formen*, p. 11).

CHAPITRE VIII

(Continuation du chapitre VI.)

RÉTRÉCISSEMENTS SANS SYNOSTOSE. RÉTRÉCISSEMENTS AVEC SYNOSTOSE.

Élimination faite des crânes dont la croissance n'a pas été troublée d'une façon durable par la ligature des carotides, ainsi que de ceux qui ont servi à l'étude microscopique de la nécrose dans ses phases successives et qui sont trop petits, il m'en reste 27 qui à la suite de la ligature des carotides ont subi des atrophies partielles, des rétrécissements avec ou sans synostose des sutures. Les régions limitrophes de diverses sutures se trouvent atteintes de nécrose; le plus souvent celles des sutures coronaire et temporale, moins souvent celles des sutures sagittale et frontale, le plus rarement celles des autres sutures. Ordinairement les régions limitrophes d'une suture seulement sont atrophiées; cependant il arrive aussi que celles de deux sutures aient souffert dans le même crâne. Là où l'atrophie n'amène pas de synostose, les sutures demeurent plus ou moins à l'état fœtal; plus le rétrécissement est faible, plus leur forme se rapproche de la forme normale. Les plus forts rétrécissements se produisent lorsque la suture s'oblitère; plus la synostose a d'étendue, plus le rétrécissement est grand. Si nous assimilons pour un moment les sutures à l'état fœtal aux sutures oblitérées, ce qui peut se faire, puisque elles ont la même origine, nous trouvons partout la confirmation du fond proprement dit de l'aphorisme de Virchow (*Gesammelte Abhandlungen,* p. 936), savoir que *lors de la synostose d'une suture le développement du crâne reste toujours en retard dans la direction perpendiculaire à la suture oblitérée.* Seulement il ne faut jamais oublier ici qu'entre ces deux faits il n'y a aucun rapport causal, mais que synostose (ou état fœtal) d'une suture et rétrécissement correspondant du crâne sont deux conséquences d'un trouble de la nutrition provenant d'une autre cause plus profonde. Il va de soi que l'époque à laquelle cette cause a agi est un facteur du degré de la difformité; plus elle s'est fait sentir tôt, plus son effet est considérable. Mon collègue M. de Hecker a bien voulu me permettre d'examiner un crâne d'enfant nouveau-né lui appartenant et chez lequel une synostose considérable de la suture sagittale se joint à un éminent rétrécissement du diamètre transversal. C'est le plus beau crâne de ce genre que j'aie vu chez l'homme; il sera décrit ailleurs en détail.

Virchow (1) rend déjà attentif au fait que tout rétrécissement produit une série de rétrécissements secondaires qui ne sont nullement causés par l'état des sutures. Tout rétrécissement du crâne en un lieu détermine en outre une série de phénomènes de compensation qui se produisent ordinairement d'abord sur les confins des sutures plus ou moins perpendiculaires à la suture oblitérée (ou à l'état fœtal), et agissent par conséquent parallèlement à cette dernière. Mais ces phénomènes de compensation s'étendent peu à peu à toute la partie du crâne non comprise dans la sténose. Nous avons vu que le sang

(1) *Virchow's Untersuchungen über die Entwicklung des Schädelgrundes*, p. 39.

se détourne des bords d'os nécrosés comme d'une barrière, pour se diriger sur les autres bords les plus rapprochés des mêmes os; or ces bords les plus rapprochés sont ceux des sutures qui tombent perpendiculairement sur la suture oblitérée (ou à l'état fœtal). La conséquence de ce fait est que la suture oblitérée (ou à l'état fœtal) s'allonge, tandis que les sutures parallèles à la ligne de rétrécissement et bordant l'os qui se rétrécit se raccourcissent. Quand ces dernières sutures sont au milieu du crâne et qu'il n'y a rétrécissement que d'un côté (p. ex. sutures frontale et sagittale dans les cas de synostose ou état fœtal d'une des sutures coronaires, ainsi pl. III, fig. 4 et 7), elles forment un angle plus ou moins irrégulier, très-obtus, dont l'ouverture regarde le côté atrophié du crâne.

1. Rétrécissements sans synostose.

Ils sont pour nous d'un grand intérêt.

Aux figures 1, 2 et 3 de la planche III j'ai fait photographier le crâne d'un lapin âgé de six semaines (1) chez lequel les bords d'os situés le long de la suture temporo-pariétale gauche ont été atteints de nécrose. La suture gauche est lisse et relativement rectiligne, la suture droite plus dentelée et plus courbe. La différence de longueur est cependant beaucoup moins frappante qu'elle ne l'est dans les mêmes circonstances chez les sutures coronaires. Le phénomène est plus caché et le développement exagéré des éléments constitutifs de l'os provoqué par l'augmentation de l'afflux du sang ne se montre

(1) L'âge de cinq à six semaines est en général celui auquel il est le plus avantageux de tuer les lapins auxquels on a lié les carotides. Si l'on attend plus longtemps, la netteté du parcours primitif des canaux de Havers se perd toujours plus. Les cinq premiers crânes qui sont photographiés aux planches III et IV sont tous de cet âge.

nettement qu'un peu plus bas, dans l'orbite, par l'avancement de l'os temporal, soit de la suture située entre l'os temporal et la partie postérieure de la petite aile de l'os sphénoïde antérieur (*Krause*). A droite la surface d'attachement de l'apophyse zygomatique de l'os temporal (mesurée (1) à partir de son milieu) n'est éloignée de cette suture que de 3,7 millimètres, à gauche de 5,5. Par contre la suture coronaire gauche n'a que 9,5 (2) millimètres de long, tandis que la droite a 10,7 millimètres de long; et la distance de la racine supérieure de l'apophyse zygomatique à la suture temporo-pariétale (perpendiculairement à cette dernière) est à gauche de 4, à droite de 6 millimètres. L'apophyse zygomatique gauche est de 2 mill. plus haut et de 3 mill. plus en arrière que la droite. La longueur totale de l'arcade zygomatique est de 23,5 mill. à gauche et de 22 mill. à droite. La partie postérieure de la petite aile gauche de l'os sphénoïde antérieur intercalée pour ainsi dire dans l'aréal du rétrécissement formé par atrophie, est raccourcie. Sa hauteur, mesurée dans l'orbite, est de 3,7 mill., tandis que la partie correspondante à droite a 4,5 mill. de haut. Nous parlerons plus loin, à propos des figures 4 de la planche IV et 16 de la planche VI, des proportions du maxillaire inférieur dont le condyle gauche a dû s'allonger notablement et s'étendre en haut et en arrière.

Les figures 4, 5 et 6 de la planche III représentent un crâne avec arrêt de croissance (atrophie des bords) le long de la suture coronaire droite; les figures 7, 8 et 9 de la même planche en représentent un autre avec arrêt de croissance le long de la suture coronaire gauche:

Figures 4, 5 et 6. Longueur de la suture coronaire droite, 12 millimètres; de la suture coronaire gauche, 11 millimètres; de la suture

(1) Toutes les mesures ont été faites, cela va sans dire, sur les crânes originaux. Toutes indiquent la distance en ligne droite. La roulette à échelle de Huschke, reproduite plus tard par Schlagintweit, serait il est vrai préférable dans certains cas.

(2) Le raccourcissement atteint surtout la portion temporale de la suture coronaire, c'est-à-dire l'apophyse temporale de l'os pariétal.

temporale droite, 13, 5 millimètres; de la suture temporale gauche, 14, 5 millimètres. Distance de l'échancrure postérieure de l'arcade orbitaire à l'angle latéral de l'os interpariétal, à droite, 20 millimètres, à gauche 23 millimètres.

Figures 7, 8 et 9. Longueur de la suture coronaire droite, 10, 7 millimètres; de la suture coronaire gauche, 12 millimètres; de la suture temporale droite, 14, 5 millimètres; de la suture temporale gauche, 12, 5 millimètres. Distance de l'échancrure postérieure de l'arcade orbitaire à l'angle latéral de l'os interpariétal, à droite (1) 22, 5 millimètres, à gauche 18 millimètres.

Dans chacun des deux crânes ci-dessus, la suture coronaire à bords atrophiés est restée à l'état fœtal; elle s'est allongée, tandis que la suture temporale correspondante s'est raccourcie. Cette dernière est dans chacun des crânes plus dentelée à son extrémité antérieure que celle de l'autre côté. L'accroissement exagéré vers les parties plus fortement dentelées se trahit distinctement par la dilatation des apophyses temporales des os pariétaux. L'augmentation de l'afflux du sang et la modification de l'angle d'incidence des vaisseaux sanguins qui en résulte se manifestent clairement par le mode de dentelure de la suture temporale, par le renforcement des dentelures de l'extrémité postérieure de la suture frontale, ainsi que par la direction anormale des dentelures de la suture sagittale. Tout concorde remarquablement (2). Je crois inutile de donner ici d'autres mesurages relatifs à ces crânes. Je fais cependant encore remarquer que les rétrécissements, de même que les dilatations compensatoires, forment des séries entières avec diminution et augmentation successive.

(1) Sur le côté pariétal de cet angle se trouve du reste une petite synostose.

(2) Le crâne de la planche III figure 1 laisse aussi apercevoir de légers indices d'un changement correspondant dans la direction des dentelures de la suture coronaire gauche; mais ces fines différences se sont perdues comme beaucoup d'autres dans l'épreuve photographique sur papier.

Les figures 1, 2 et 3 de la planche IV représentent aussi une suture coronaire (la gauche) relativement à l'état fœtal, et par suite un raccourcissement de la moitié gauche du crâne. La distance de l'échancrure postérieure de l'arcade orbitaire à l'angle latéral de l'os interpariétal est à gauche de 21 millimètres, à droite de 23, 5 millimètres. Or malgré cela les deux sutures coronaires sont d'égale longueur, toutes deux de 11, 5 millimètres. La comparaison des deux sutures temporales donne aussitôt la clé de ce résultat qui semble d'abord ne pas concorder. La suture temporale gauche est aussi à l'état fœtal. Il s'est donc aussi produit le long des bords de la suture temporale un trouble de la nutrition qui a empêché l'allongement de la suture coronaire, la raccourcissant à son extrémité temporale d'une quantité égale à celle dont elle s'allongeait à son autre extrémité, vers les sutures sagittale et frontale, par une croissance exagérée. La suture temporale gauche a 13 millimètres, la droite 14, 7 millimètres de longueur.

Un autre cas instructif est représenté aux figures 4, 5 et 6 de la planche IV. Ici l'extrémité temporale seule de la suture coronaire droite est à l'état fœtal. Malgré la faiblesse relative de cette anomalie, la différence de longueur entre les deux sutures coronaires est considérable : la droite a 12 millimètres de longueur, la gauche 10, 5 millimètres. Le fait trouve ici comme dans le cas précédent son explication fort simple dans l'état des sutures temporales. C'est ici la suture temporale gauche (celle du côté opposé à la suture coronaire à l'état fœtal) qui est plus lisse et plus droite. D'un côté la suture coronaire droite s'allonge par suite de la croissance exagérée qui a lieu le long de la suture temporale droite, richement dentelée ; de l'autre côté la suture coronaire gauche se raccourcit par suite de la diminution de croissance qui a lieu le long de la suture temporale gauche. L'effet est donc double. Longueur de la suture temporale droite, 12 millimètres, de la gauche 13, 5 millimètres. Distance de l'échancrure postérieure de l'arcade orbitaire à l'angle latéral de l'os interpariétal, à droite 20, 5 millimètres, à gauche 22 millimètres.

Le crâne dont nous venons de parler est encore intéressant à d'autres égards. L'apophyse zygomatique gauche est située plus haut et plus en arrière qu'elle ne devrait l'être, la droite au contraire plus bas et plus en avant. La distance de la racine supérieure de l'apophyse zygomatique à la suture temporale est à droite de 5, 5, à gauche de 3, 8 millimètres; la distance du bord inférieur de la cavité glénoïde au plan horizontal sur lequel repose le crâne (sans le maxillaire inférieur) est à droite de 11, 5, à gauche de 13, 5 millimètres. L'os zygomatique droit a 20, 5 millimètres de longueur, le gauche 22, 5. L'orbite droite a un diamètre vertical de 15, 3 millimètres et un diamètre horizontal de 15, 5; l'orbite gauche a un diamètre vertical de 14, 2 millimètres, et un diamètre horizontal de 19, 5. La partie postérieure de la petite aile droite de l'os sphénoïde antérieur a un diamètre vertical maximum de 5, 2 millimètres; la partie correspondante gauche, de 4 millimètres. Ces données suffiront pour montrer quelle influence profonde ont les phénomènes dont nous nous occupons sur la configuration du crâne entier. Il est assez difficile de mesurer les yeux. Leurs dimensions subissent peut-être aussi de petites modifications, et les oculistes devraient s'assurer du fait en étudiant la réfraction de l'œil dans les cas de difformité analogue chez l'homme. Le maxillaire inférieur du crâne de la planche IV, figure 4, se trouve photographié à la figure 16 de la planche VI. La distance du bord antérieur de l'alvéole des dents incisives au bord postérieur de la surface articulaire du condyle est à droite de 33, 5 millimètres, à gauche de 37, 0. La distance verticale du milieu de la surface articulaire au plan horizontal sur lequel on fait reposer le maxillaire inférieur dans sa position normale est à droite de 19 millimètres, à gauche de 20, 5. La surface articulaire du condyle droit est située notablement trop bas. Dans la photographie, la surface articulaire proprement dite est très-mal délimitée, surtout à gauche; en réalité elle comprend moins de la moitié antérieure de la surface terminale du condyle. Il est facile de s'en assurer en comparant la figure avec un maxillaire inférieur de lapin normal.

Le maxillaire inférieur du crâne de la planche III, figure 1, est modifié d'une manière analogue à celui que nous venons de voir, quoique moins considérablement.

2. Rétrécissements avec synostose.

Les crânes de la planche V, figure 11, et de la planche VI, figures 1, 2 et 3, peuvent servir à démontrer que les rétrécissements compliqués de synostose sont les plus forts. La distance de l'échancrure postérieure de l'arcade orbitaire à l'angle latéral de l'os interpariétal est sur le crâne de la planche V, figure 11 (synostose de la suture coronaire droite), à droite de 19, 0 millimètres, à gauche de 24, 5; cette même distance est sur le crâne de la planche VI, figure 1 (synostose de la suture coronaire gauche chez un lapin âgé de 22 jours), à droite de 20, 0 millimètres, à gauche de 14, 5 seulement. A la planche V, figure 11, la suture coronaire droite (oblitérée) a 13 millimètres de longueur, la gauche 11, 5; à la planche VI, figure 1, la suture coronaire gauche (oblitérée) a 11, 3 millimètres de longueur, la droite 10, 5. La faiblesse de l'allongement de la suture oblitérée à la planche VI, figure 1, relativement au haut degré de scoliose du crâne, vient ici de nouveau d'un trouble de nutrition le long de la suture temporale gauche; on peut s'en assurer sur les figures 2 et 3 de la planche VI, en comparant les deux sutures temporales, ou mieux, comme elles ont perdu de leur netteté par l'impression, la distance des apophyses zygomatiques aux sutures temporales de chaque côté. La forme des denticulations des sutures frontale et sagittale dans les deux crânes dont nous venons de parler est caractéristique ; très-instructive aussi est à la planche V, figure 11, la rétraction mécanique de l'apophyse nasale de l'os frontal du côté raccourci (1).

La figure 10 de la planche V représente l'intérieur de la moitié antérieure du crâne de la figure 11. Je l'ai fait photographier pour deux raisons dont l'une sera traitée plus bas, mais dont l'autre peut trouver ici déjà sa place. Comparons les plus grands diamètres verticaux de la partie postérieure des deux petites ailes de l'os sphénoïde antérieur : celui de gauche est de 9 millimètres, celui de droite est de 7, 5 seulement. Nous avons déjà signalé un fait analogue chez le crâne de la planche IV, figures 4, et nous aurions pu en faire autant pour ceux des figures 1, 4 et 7 de la planche III, ainsi que pour celui de la planche IV, figure 1. C'est un rétrécissement secondaire qui se trahit par cette différence des diamètres.

A la page 29 j'ai fait remarquer que tout rétrécissement du crâne entraîne une série de rétrécissements secondaires. Il serait trop long et trop difficile de suivre ces derniers dans chaque cas particulier. Faisons seulement remarquer ici que la loi des rétrécissements primaires par laquelle ils se produisent toujours dans une direction perpendiculaire à la suture oblitérée ou à l'état fœtal n'est pas applicable sans autre aux rétrécissements secondaires. Déjà nous avons vu la partie postérieure des petites ailes de l'os sphénoïde antérieur cesser de la suivre. Examinons de nouveau les figures 4 et 7 de la planche III, 1 et 4 de la planche IV, 11 de la planche V, et 1 de la planche VI. Le rétrécissement principal se montre il est vrai chez toutes dans la direction voulue (longitudinale); mais les os frontaux et pariétaux qui sont rétrécis dans le sens longitudinal le sont aussi

(1) Comparer avec les figures 4 et 7 planche III, 1 et 4 planche V, 1 planche VI qui montrent la même rétraction, seulement moins forte. Les os pariétaux des mêmes crânes présentent à leur bord postérieur un phénomène analogue. Il en résulte un avancement de l'os interpariétal du côté raccourci et par suite de l'écaille de l'os occipital du même côté.

dans le sens transversal. Voici en chiffres la largeur des os frontaux dans les figures indiquées (mesurée en tirant une ligne entre l'échancrure postérieure des arcades orbitaires de chaque côté, puis en comparant la longueur de chacune des moitiés de cette ligne divisée par la suture frontale) :

Planche III, figure 4. État fœtal de la suture coronaire droite. Largeur de l'os frontal droit 7,0 millimètres; largeur de l'os frontal gauche 7, 5 millimètres.

Planche III, figure 7. État fœtal de la suture coronaire gauche. Largeur de l'os frontal gauche 6,5 millimètres; largeur de l'os frontal droit 7,5 millimètres.

Planche IV, figure 1. État fœtal de la suture coronaire gauche et de la suture temporale gauche. Largeur de l'os frontal gauche 7,0 millimètres; largeur de l'os frontal droit 7,5 millimètres.

Planche V, figure 4. État fœtal de la suture coronaire droite et de la suture temporale gauche. Largeur de l'os frontal droit 6,5 millimètres; largeur de l'os frontal gauche, 7,3 millimètres.

Planche V, figure 11. Synostose de la suture coronaire droite. Largeur de l'os frontal droit 7,0 millimètres; largeur de l'os frontal gauche 7,5 millimètres.

Planche VI, figure 1. Synostose de la suture coronaire gauche et état fœtal de la suture temporale gauche. Largeur de l'os frontal gauche 6,5 millimètres; largeur de l'os frontal droit 7,2 millimètres.

L'os peut donc subir un rétrécissement secondaire parallèle à la suture oblitérée ou à l'état fœtal.

La figure 7 de la planche IV représente une synostose du commencement de la suture sagittale. Le raccourcissement de la moitié gauche du crâne est dû à un trouble de nutrition de l'extrémité temporale de la suture coronaire gauche, laquelle par suite s'est allongée et est demeurée à l'état fœtal. A la direction des dentelures de la suture coronaire droite on voit que le sang s'est détourné de la suture sagittale. Sur la suture coronaire gauche, les dentelures sont demeurées droites, le sang s'étant détourné à la fois de la suture sagittale et de l'extrémité temporale de la suture coronaire, ce qui a neutralisé l'effet.

Une synostose de la moitié postérieure de la suture sagittale est photographiée à la figure 9 de la planche IV. Le crâne d'un lapin normal de même âge et environ de même grandeur a été photographié à la figure 8 comme point de comparaison. Le sang, dans le crâne de la figure 9, s'est détourné de la suture sagittale pour se diriger sur les bords des sutures coronaires, temporales et pariéto-interpariétales qui sont par suite toutes très-richement dentelées (surtout l'extrémité temporale des sutures coronaires). La suture sagittale est allongée, les sutures coronaires sont raccourcies. Longueur de la suture sagittale, dans la figure 8 : 15 millimètres; dans la figure 9 : 16,5 millimètres. Longueur des deux sutures coronaires ensemble, dans la figure 8 : 21,0 millimètres; dans la figure 9 : 19,5 millimètres.

A la figure 2 de la planche V on voit comment le raccourcissement de la corde a fait augmenter la convexité du crâne, et à la figure 4 de la même planche comment l'allongement de l'arc a produit le même effet. Les figures 2 et 4 de la planche V représentent le même crâne que la figure 9 de la planche IV, et les figures 1 et 3 de la planche V le même crâne que la figure 8 de la planche IV.

La photographie de la planche V, figure 9, est celle du crâne d'un lapin adulte avec synostose presque complète de la suture sagittale. Ici aussi nous voyons les mêmes sutures que dans le cas précédent, surtout l'extrémité temporale des sutures coronaires, plus richement dentelées qu'à l'état normal. Il y a cependant synostose de la suture pariéto-interpariétale.

Les figures 6 et 8 de la planche V représentent un crâne avec synostose partielle de la suture frontale. Les figures 5 et 7 sont prises sur un lapin normal pour servir de point de comparaison. Distance de l'échancrure postérieure de l'arcade orbitaire d'un côté à celle de l'autre côté, dans la figure 5 : 12,0 millimètres; dans la figure 6 : 11,0 millimètres. La figure 8, opposée à la figure 7 (normale), démontre d'une façon fort instructive que la dilatation compensatoire ne s'épuise point « dans la direction de la suture oblitérée ». — Distance verticale du bord inférieur du corps de l'os sphénoïde au sommet (point de jonction) des sutures coronaires, dans la figure 7 : 16,0 millimètres; dans la figure 8 : 17,0 millimètres. Diamètre vertical de la partie postérieure des petites ailes de l'os sphénoïde antérieur (des deux côtés la même chose), dans la figure 7 : 7,8 millimètres; dans la figure 8 : 8,5 millimètres. — On aurait pu démontrer les mêmes phénomènes sur le crâne des figures 2 et 4 (Pl. V) comparé à celui des figures 1 et 3 (Pl. V). La distance verticale de l'origine de l'aile externe de l'apophyse ptérigoïde au sommet de la voûte du crâne est dans la figure 3 de 19,5 millimètres; dans la figure 4 par contre de 21,0 millimètres.

Les figures 6 et 7 de la planche VI terminent la série assez longue que nous venons de parcourir. Les figures 4 et 5 photographiées d'après un crâne normal servent de point de comparaison. — J'ai fait faire ces photographies parce que la synostose anticipée de la suture qui sépare l'écaille du corps de l'os occipital paraît être très-rare chez le lapin. Le rétrécissement est visible ici aussi (1).

(1) Plusieurs des figures sont malheureusement trop imparfaites pour permettre de voir nettement tout ce qui est indiqué dans le texte. La satisfaction du lecteur serait bien plus complète s'il pouvait voir les originaux où tout est parfaitement distinct. Les mesures ayant toutes été prises par l'auteur sur les crânes originaux ne peuvent pas non plus être contrôlées d'une façon absolue par des mesures prises sur les figures, celles-ci n'étant de fait que la projection des crânes sur un plan. (*Note du traducteur.*)

CHAPITRE IX.

LIGATURE DES VEINES JUGULAIRES. SYNOSTOSES SANS RÉTRÉCISSEMENT.

Il est évident que l'état fœtal des sutures n'est qu'un premier degré, pour ainsi dire un avant-coureur de la synostose. Cela est du reste indifférent pour la question qui nous occupe; l'important est qu'il existe des rétrécissements sans synostose. Mais ce qui est plus important encore pour juger de la signification des sutures, ce sont les synostoses sans rétrécissements. On les obtient en pratiquant la ligature des veines jugulaires externes et internes chez le lapin deux ou trois jours après sa naissance. On incise la peau comme pour la ligature des carotides; puis on lie les veines externes en dessous de la bifurcation, avec de certaines précautions, car elles sont très-vulnérables. Ensuite on enlève la graisse, on pénètre jusqu'à la veine jugulaire interne, on l'isole de l'artère carotide et du nerf pneumo-gastrique, puis on fait passer sous elle le gros bout d'une aiguille à coudre, comme nous l'avons indiqué pour la ligature des carotides. La ligature des jugulaires internes n'est pas très-facile; ce qui aide pourtant à l'opérateur, c'est que les vaisseaux malgré leur finesse sont très-élastiques et très-résistants. Une circulation collatérale s'établit par les veines vertébrales droite et gauche, par de petites veines cutanées du cou, et principalement par la veine vertébrale médiane.

A la planche VI, figures 8 et 9, sont photographiés les crânes de deux lapins auxquels on avait lié les veines jugulaires. Chez tous les deux, la suture sagittale est relativement lisse; à la figure 9, elle est interrompue dans sa moitié postérieure par un grand nombre de petites synostoses en forme de ponts (il y en a 13); à la figure 8 elle n'a pas de synostoses. Un examen plus attentif montre en outre que les canaux de Havers ne sont pas détournés de la suture sagittale; ils ne sont pas non plus en forme de rayons, mais ont un aspect ponctué; enfin ils traversent les synostoses en forme de ponts que nous venons de mentionner. A la planche I, figure 11, ils sont rendus d'une façon un peu grossière, mais en somme exacte (grossissement : une fois et demie la grandeur naturelle). Si l'on se rappelle quel effet considérable s'est produit à la suite de l'oblitération de la partie postérieure de la suture sagittale à la figure 9 de la planche IV, on admettra sans peine que les crânes de la planche VI, figures 8 et 9, n'ont pas de rétrécissements. On n'en peut du moins pas démontrer; j'ai mesuré ces crânes, et n'ai pu constater aucune anomalie dans leurs proportions :

Distance du bord antérieur de l'alvéole des dents incisives à la protubérance occipitale externe, dans la figure 8 (Pl. VI) : 50,5 millimètres; dans la figure 9 : 50,0 millimètres. — Le plus grand diamètre transversal est dans la figure 8 de 24,5 millimètres et dans la figure 9 aussi.

Il est vrai qu'on ne réussit pas souvent à se procurer des crânes aussi caractéristiques que celui de la figure 9 à la planche VI. Les phénomènes qui produisent ce genre de synostoses ne sont pas encore aussi clairs que ceux qui suivent la ligature des carotides. Ce qui paraît certain, c'est qu'ici il n'y a pas de nécrose. Si c'était le cas, il se produirait aussitôt un rétrécissement des os qui en seraient atteints, et le sang dévierait comme nous l'avons vu plus haut vers les bords d'os demeurés sains. — On remarque cependant à un aplatissement (1) des bords (ceux-ci ont crû dans l'intervalle) parallèle aux sutures, et se conservant plusieurs semaines après l'opération, que la nutrition n'a pas été tout à fait suffisante. On peut aussi facilement constater qu'à la suite de la ligature des jugulaires les canaux de Havers tombent, comme nous l'avons déjà vu, dans une sorte de confusion, perdent leur direction radiée, se développent irrégulièrement, et font que la suture devient extraordinairement lisse. — Une conjecture s'est souvent présentée à mon esprit, savoir que la pression du sang, augmentée par la ligature des veines du cou, était capable de pousser en quelque sorte certains vaisseaux à travers le cartilage sutural, ce qui produirait les synostoses en forme de ponts; les petits lapins atteignent en effet un notable degré de cyanose après l'opération. Je possède un seul crâne chez lequel il se soit formé après la ligature des carotides une suture sagittale lisse et des canaux de Havers presque ponctués, comme dans les cas de ligature des jugulaires. Je l'ai fait représenter à la figure 11 de la planche VI, mais la presse a écrasé et effacé toutes les finesses de la photographie originale. Enfin à la planche VI, figure 10, est photographié le crâne d'un lapin nouveau-né n'ayant subi aucune opération, et chez lequel se trouve cependant au milieu de la suture sagittale une forte synostose en forme de pont. On ne peut y constater avec certitude aucun rétrécissement, et les canaux de Havers ne se détournent point de la synostose. Ce même crâne est dessiné (pas photographié) en grandeur double à la planche I, figure 12. Aucun fait n'est là pour expliquer la cause de cette anomalie. Les synostoses sont moins marquées du côté cérébral (intérieur) de la suture sagittale que de son côté externe,

(1) Cet aplatissement se produit aussi assez souvent après la ligature des carotides.

aussi bien dans le crâne de la figure 10 que dans celui de la figure 9 (pl. VI). Ce fait ne concorde pas avec les données de Fick (1) d'après lequel l'oblitération des sutures commence toujours, quelles que soient les circonstances, par la surface cérébrale du crâne pour continuer vers sa surface externe, jamais le contraire.

(1) *Neue Untersuchungen über die Knochenformen*, p. 22.

CHAPITRE X

LES SUTURES PROVOQUENT UN ARRÊT DE LA CROISSANCE DE L'OS DONT LE BORD SE GONFLE ALORS ET DÉBORDE.

Il me paraît démontré par les expériences que nous avons vues jusqu'ici que la croissance des os ne se fait pas par les sutures. Mais on peut aller plus loin, et prétendre qu'elles occasionnent un arrêt de la croissance, et même dans certaines circonstances un gonflement et un débordement des bords de l'os. — Diverses observations militent en faveur de cette opinion. Lorsque le crâne croît d'une manière exagérée relativement au développement du cerveau, il se forme parfois une arête à la suture sagittale (pl. I, fig. 14). Lorsque de deux os contigus l'un croît plus vivement que l'autre, il le déborde souvent en dépassant le niveau de la suture (os pariétal droit dans la fig. 7 de la pl. III). Enfin une série d'expériences démontrent que quand on donne plus d'espace à l'aréal d'accroissement d'un os en enlevant totalement ou partiellement son voisin, il se met à croître dans l'espace ainsi fourni.

A la planche VII, figure 6, est figuré un crâne chez lequel, peu après la naissance, un petit triangle avait été enlevé à l'os pariétal droit, à partir de la suture sagittale. L'os pariétal gauche s'est mis à croître dans le triangle et l'a rempli. J'ai varié de diverses manières cette simple et facile expérience : j'ai conservé ou enlevé la suture sagittale, conservé ou enlevé la dure-mère, sans arriver à tirer au clair pourquoi l'essai manque si souvent. Les expériences suivantes sont beaucoup plus sûres.

Chez les crânes de la planche VII, figures 2 et 5, on a enlevé une bande longitudinale aux os pariétaux avec le périoste externe et interne. On a provoqué ainsi un avancement notable des os frontaux dans les lacunes (à la fig. 2, aussi de l'os interpariétal à gauche). L'os interpariétal aux figures 1 et 3 de la planche VII, l'os pariétal à la figure 4 de la planche VII, et l'os interpariétal à la figure 4 de la planche X se sont avancés d'une manière analogue à la suite de la formation d'un écartement plus ou moins grand dans le crâne. Lorsqu'on enlève l'os interpariétal après avoir soigneusement pratiqué l'excision de toutes les sutures qui l'entourent, opération qui n'offre pas de difficulté, les pariétaux et l'occipital se mettent à croître au delà de leurs limites primitives et referment l'ouverture. Aux figures 7 et 8 de la planche VII sont figurés deux crânes où cette opération a parfaitement réussi; ils sont on ne peut plus concluants.

Sans cette disposition qu'ont les os du crâne à croître au delà de leurs limites, l'explication des dilatations compensatoires serait bien difficile. Or ces dilatations compensatoires, le développement du cerveau supposé normal, s'étendent comme nous l'avons vu sur tout le crâne, hormis l'aréal de rétrécissement donné par les sutures oblitérées ou à l'état fœtal.

Fort instructive au point de vue qui nous occupe est encore la concurrence qu'ont eue à soutenir en croissant les os frontaux et pariétaux des crânes de la planche II, figures 1, 3, 7, 10, etc., contre un ou deux voisins inaccoutumés, les os wormiens.

CHAPITRE XI

CROISSANCE DES OS DU CRANE PAR LE PÉRIOSTE EXTERNE ET INTERNE.

C'est à partir des noyaux ou centres d'ossification que croissent les os de la voûte du crâne. Ils croissent à leurs bords par prolifération de leurs éléments constitutifs. Mais ils croissent de même à leurs deux surfaces. Enfin leur croissance est en outre interstitielle; ce dernier mode d'accroissement est d'autant plus intense qu'on se rapproche plus des bords, et, très-probablement aussi, des surfaces.

Il est facile de démontrer que les os de la voûte du crâne croissent par le périoste externe et interne. Chez un lapin nouveau-né on pratique à travers le péricranium deux incisions longitudinales, une de chaque côté de la suture sagittale par exemple, sur toute la longueur de cette suture, et à 2 millimètres de distance d'elle. Puis on enlève la bande de péricranium large de 4 millimètres, située entre les deux incisions; on peut encore pour plus de sûreté racler avec précaution au moyen d'un couteau la surface de l'os mis ainsi à nu. On tue le lapin au bout de six semaines ou plus, et l'on trouve à la surface externe de la voûte du crâne une dépression correspondant à la bande de péricranium enlevée, plus ou moins large suivant l'âge du lapin, et dont le fond atteint le diploé; la face interne de l'os est tout à fait normale. Quelquefois le diploé est aussi entamé, et s'ouvre alors dans les parois de la dépression. Ces altérations sont trop fines pour être rendues par la photographie.

En faisant abstraction d'autres faits, on serait tenté de conclure de ce qui précède que le périoste externe et le périoste interne contribuent chacun pour une part égale à la formation de l'os. Mais deux faits (1) semblent indiquer que la croissance est cependant plus active à la surface externe : 1° les sutures dentelées ont beaucoup moins de dentelures sur la face interne du crâne que sur sa face externe; 2° les synostoses obtenues par la ligature des veines jugulaires sont, comme nous l'avons déjà vu, beaucoup moins développées à la surface interne du crâne qu'à sa surface externe. Je ne puis par contre me décider à admettre qu'il se produise dans les circonstances ordinaires une résorption des couches internes du crâne servant à l'adapter au cerveau à mesure que ce dernier croît et change de forme. — Je rappelle ici les phénomènes qui se passent dans les os de la voûte du crâne à la suite de la ligature des carotides; plus loin je donnerai encore de tout autres exemples dénotant un tel degré de souplesse, de pouvoir d'adaptation chez les os qu'une pareille résorption de couches entières semble parfaitement inutile. Je ne prétends point nier par là que dans des circonstances extraordinaires, surtout chez les crânes adultes, il puisse se produire une résorption semblable (voir du reste Lucä, *loc. cit.*, p. 7).

Lorsqu'on enlève le péricranium dans l'aréal d'une suture dentelée chez un lapin nouveau-né, on trouve plus tard, lorsque le lapin est devenu adulte, cette suture remarquablement riche en dentelures compliquées. Je possède trois crânes chez lesquels la suture coronaire

(1) Nous en verrons encore un troisième plus bas.

présente ce phénomène dont la cause ne m'est pas entièrement claire. Est-ce que, lors de l'excision du péricranium, il reste au bord des sutures par suite d'une adhérence plus forte un plus grand nombre d'éléments formateurs qui, en proliférant après l'opération pour ainsi dire par compensation, amènent le résultat qu'on vient de voir? Ce qui militerait en faveur de cette hypothèse, c'est la proéminence des circonvolutions de la suture au-dessus du niveau de la dépression de l'os, proéminence qui s'est produite chaque fois.

CHAPITRE XII

CROISSANCE INTERSTITIELLE.

La démonstration de la croissance interstitielle des os, telle que nous l'avons indiquée au début du chapitre précédent, est encore plus facile que celle de leur croissance par le périoste; elle se fait par une méthode aussi élégante que convaincante. Au moyen d'une pointe d'acier triangulaire pas trop fine, qu'on soutient légèrement et qu'on fait tourner autour de son axe, on pratique sur le crâne de lapins nouveau-nés de petites marques de forme circulaire; il est clair qu'on doit veiller à ce que la pointe n'entre pas dans le cerveau. Il ne faut pas attendre plus de six semaines pour tuer les lapins; jusqu'à ce terme les marques se conservent extrêmement bien, sauf quelques rares exceptions. A la figure 9 de la planche VII est photographié un crâne à quatre marques, afin qu'on puisse se faire une idée claire et précise de la propreté et de l'exactitude de cette méthode.

Quatre lapins âgés de trois jours, bien nourris et bien soignés par leur mère, ayant tous la suture sagittale longue de 11 mill., furent marqués comme suit. Sur une ligne parallèle à la suture sagittale et éloignée d'elle de 3, 5 mill., on pratiqua quatre marques dont l'antérieure *a* et la postérieure *b* distantes de 8 mill. l'une de l'autre, les deux médianes *c* et *d* distantes de 4 mill. l'une de l'autre. Au bout de trois semaines on tua les lapins, et l'on constata les mesures suivantes :

	LONGUEUR DE LA SUTURE SAGITTALE.	DISTANCE DE LA MARQUE A A LA MARQUE B.	DISTANCE DE LA MARQUE C A LA MARQUE D.
N° 1	14,0 mill.	10,0 mill.	4,5 mill.
N° 2	14,0 »	10,0 »	4,5 »
N° 3	14,7 »	10,5 »	4,7 »
N° 4	15,2 »	10,5 »	marque indistincte.

Trois lapins âgés de trois jours, bien nourris, ayant une suture sagittale à peu près égale à celle des précédents, furent marqués de la même façon qu'eux; seulement les marques furent faites sur une ligne située au milieu de l'os pariétal, c'est-à-dire à 5 mill. environ de la suture sagittale. On les tua au bout de trois semaines, et le résultat fut le même ou peu s'en faut que dans la série précédente.

On fit à deux lapins âgés de trois jours et bien nourris quatre marques sur l'os pariétal droit. Ces marques furent pratiquées chacune à un millimètre de distance d'une des quatre sutures qui bordent l'os de manière à former les quatre extrémités d'une croix, *a* et *b* formant les deux extrémités de l'axe longitudinal (sagittal), *c* et *d* les deux extrémités de l'axe transversal (frontal) de la croix. Lors de l'opération la distance de *a* à *b* était chez le premier lapin de 9,5 mill., chez le deuxième de 9,3; la distance de *c* à *d* était chez le premier lapin de 8,7 mill., chez le deuxième de 8,5. On les tua tous deux au bout de trois semaines; les mesures s'étaient alors modifiées comme suit : distance de *a* à *b* chez le premier lapin 11,7 mill., chez le deuxième 12,0; distance de *c* à *d* chez le premier lapin 9,8 mill., chez le deuxième 10,0. On avait fait en même temps aux deux mêmes lapins sur l'os pariétal gauche quatre marques disposées en croix exactement dans la même direction que les précédentes, mais beaucoup plus rapprochées les unes des autres et plus éloignées des sutures, le centre de l'os pariétal formant le centre de la croix. *a* et *b* comme *c* et *d*, distantes chez les deux lapins de 4 mill. l'une de l'autre lors de l'opération, se trouvèrent distantes de 4,5 à 4,6 mill. l'une de l'autre trois semaines après.

On marqua sept lapins de la même portée à l'âge de deux ou trois jours. La longueur de la suture sagittale était de 10,5 à 11 mill., la plus grande largeur de l'os pariétal d'environ 9 mill. Sur chaque lapin on fit du même côté de la suture sagittale deux marques également éloignées du milieu de cette suture, et distantes d'elle (par la perpendiculaire) de 2,0 mill. La distance des deux marques l'une de l'autre lors de l'opération était chez le premier lapin de 6 mill., chez le deuxième de 7, chez le troisième de 7, chez le quatrième de 7, chez le cinquième de 8, chez le sixième de 8, et chez le septième de 9. La mère périt au bout de huit jours, ce qui fit qu'on dut tuer les petits au bout de ce temps. La distance des deux marques se trouva alors être devenue chez le premier lapin de 6,5 mill., chez le deuxième de 7,5, chez le troisième de 7,6, chez le quatrième de 7,8, chez le cinquième de 9,3, chez le sixième de 9,3, et chez le septième de 10,7. Chez deux des lapins en question on marqua en outre à deux endroits l'os pariétal de l'autre côté sur sa ligne médiane transversale. Les marques, distantes d'abord chez les deux lapins de 7 mill. l'une de l'autre, se trouvèrent distantes de 7,5 mill. au bout de huit jours.

Les expériences citées suffiront pour prouver que la croissance interstitielle des os existe, et qu'elle est d'autant plus forte qu'on se rapproche plus du bord des os.

Mais on peut encore utiliser la méthode des marques pour d'autres expériences. On peut à son aide tirer au clair le rapport qui existe entre l'intensité respective de la croissance marginale des os du crâne le long des diverses sutures, en ayant égard à la position et à la forme (simple, dentelée ou écailleuse) des sutures, ainsi qu'à l'âge de l'animal. De pareilles recherches devraient cependant être poursuivies d'une façon méthodique, et ce que je puis rapporter ici n'en est que les premiers commencements.

Un lapin fut marqué deux jours après sa naissance de la manière suivante :

1° Deux marques furent faites, une de chaque côté de la suture frontale, chacune à la même distance de cette suture, et à deux millimètres de la suture coronaire.

2° Deux marques furent faites, une de chaque côté de la suture sagittale (à son milieu), chacune à la même distance de cette suture.

3° Deux marques furent faites, une de chaque côté de la suture coronaire (à son milieu), chacune à la même distance de cette suture.

Dans chaque cas les deux marques furent faites à 3 mill. l'une de l'autre. Au bout de 18 jours on tua le lapin. Les marques de la suture frontale se trouvèrent alors être à 4,5 mill. l'une de l'autre, celles de la suture sagittale à près de 5,0 mill., et celles de la suture coronaire à 5,5 millimètres.

Un autre lapin âgé aussi de trois jours fut marqué comme suit :

1° Deux marques, une de chaque côté de la suture frontale comme chez le lapin précédent.

2° Deux marques, une de chaque côté de la suture sagittale, à deux millimètres de distance de la suture coronaire.

3° Deux marques, une de chaque côté de la suture sagittale, à deux millimètres de distance de la suture interpariétale.

A chacune de ces trois places les deux marques furent faites à

4 mill. l'une de l'autre. Le lapin fut tué au bout de 26 jours. Les marques de la suture frontale se trouvèrent alors être à 5,2 mill. l'une de l'autre, les marques antérieures de la suture sagittale à 6,3 mill., les marques postérieures de la suture sagittale à 6,0 millimètres.

Un lapin âgé de deux à trois jours fut marqué à côté des sutures frontale et coronaire de la même façon que le premier des deux précédents; mais on ne le tua qu'au bout de huit semaines. Les marques de la suture frontale se trouvèrent alors distantes de 5,3 mill., celles de la suture coronaire de 7,2 millimètres.

La même opération fut encore faite à deux autres lapins du même âge qu'on tua aussi au bout de huit semaines. Les marques de la suture frontale se trouvèrent alors être distantes chez le premier lapin de 4,7 mill., chez le second de 4,2; celles de la suture coronaire chez le le premier de 6,7 mill., chez le second de 6,0. Ces animaux étaient moins robustes que le précédent.

A un lapin âgé de deux jours, bien soigné par sa mère, on fit le long de la suture coronaire : 1° deux marques près des sutures sagittale et frontale, une de chaque côté de la suture coronaire; 2° deux marques près de la suture temporale, une de chaque côté de la suture coronaire. Dans chaque cas les deux marques furent faites à 3 mill. l'une de l'autre; à l'extrémité temporale de la suture coronaire se trouve comme on sait une écaille. On tua le lapin au bout de 9 jours, et l'on trouva les marques situées près des sutures sagittale et frontale distantes de 4,8 mill. l'une de l'autre, celles situées près de la suture temporale, de 4,6 millimètres.

Un autre lapin marqué exactement comme le précédent ne fut tué qu'au bout de deux mois; les marques situées près des sutures sagittale et frontale se trouvèrent alors distantes de 6,3 mill., celles situées près de la suture temporale, de 6,0.

La différence des deux paires de marques entre elles chez les deux derniers lapins est si faible qu'on ne peut décider si, comme le prétend Welcker (*loc. cit.*, p. 3), la croissance des os est moins active aux écailles qu'aux autres sutures. Mais ce qui découle avec assez de certitude des autres expériences précédentes c'est :

1° Que la plus grande activité de la croissance des os par leur bord a lieu dans le premier âge.

2° Que la croissance par les bords est surtout forte vers la suture coronaire, moins forte vers la suture sagittale, et le plus faible vers la suture frontale.

3° Que vers la suture frontale la croissance marginale se réduit à rien après la quatrième semaine.

Les marques présentent souvent une singulière modification chez les crânes âgés de sept à huit semaines. Leur forme arrondie qui s'est conservée à la face interne du crâne, s'est changée à sa face externe en un triangle dont le sommet est dirigé vers la suture la plus rapprochée. C'est à ce fait qu'il est fait allusion dans la note du bas de la page 47, chap. XI.

La méthode des marques ne peut naturellement pas servir à constater la croissance interstitielle des os du crâne dans le sens de leur épaisseur.

En terminant cette première partie, j'ajoute encore que j'ai essayé en vain jusqu'ici de provoquer des troubles inflammatoires sur les bords des os du crâne d'animaux nouveau-nés au moyen d'aiguilles fines chauffées presque au rouge. Je compte cependant reprendre ces expériences dès que mon temps me le permettra.

DEUXIÈME PARTIE

INFLUENCE D'AGENTS CIRCONVOISINS SUR LA CROISSANCE DU CRÂNE.

Les causes qui influencent du dehors la croissance du crâne sont complexes, très-nombreuses et intimement liées les unes aux autres. Aussi est-il d'un côté difficile d'arracher certaines d'entre elles à leurs connexions avec les autres pour les étudier à part, et de l'autre presque impossible de les traiter toutes d'une façon quelque peu complète. Le cerveau, les organes des sens, les muscles et les dents entrent surtout en considération. La pesanteur dont l'action est surtout importante chez le cerveau est l'agent le plus couvert, et par suite le plus inaccessible à l'expérience, vu qu'on n'est pas en état de maintenir assez longtemps un animal dans la même position. Aussi la laisserons-nous de côté ; je mentionnerai seulement ici un crâne d'enfant que possède M. le professeur Eberth à Zürich, afin de donner au moins, à l'aide d'un cas particulier, l'idée de l'influence que peut avoir la pesanteur sur la configuration du crâne. L'enfant en question était atteint d'hydrocéphale à un degré modéré, et était forcé par un ulcère atteignant jusqu'à l'os et situé sur le côté gauche de la tête de se tenir couché constamment sur le côté droit. La conséquence de cette position fut une notable asymétrie du crâne, et, ce qu'il faut remarquer, avec conservation parfaite des sutures. La moitié droite du crâne tout entière, comprimée par la résistance du support (matelas ou coussin), est rétrécie dans son diamètre transversal; le diamètre diagonal qui relie l'os frontal droit à la moitié gauche de l'occiput s'est par contre allongé. Cette asymétrie est très-frappante lorsqu'on tient le crâne de façon à ce que son diamètre longitudinal soit placé verticalement. Lorsqu'on le pose de façon à ce que le diamètre diagonal sus-mentionné soit horizontal, il fait au contraire l'effet à peu près symétrique. C'est que la plus grande partie de la circonférence du crâne constitue alors autour de ce diamètre un ovale presque régulier, seulement un peu aplati vers le bas; on reconnaît aussitôt dans cette forme l'action de la masse cérébrale qui pendant la vie a cherché à se placer autant que possible en équilibre.

CHAPITRE PREMIER

DÉPENDANCE MUTUELLE DU CERVEAU ET DU CRANE DANS LEUR CROISSANCE. LÉSIONS DU CERVEAU.

Il s'est formé trois opinions principales sur le rapport qui existe entre la croissance du cerveau et celle du crâne. Ce n'est pas le cerveau, dit par exemple Engel (1), qui forme sa boîte osseuse; cette boîte se développe sous l'influence d'une nécessité mécanique, et le cerveau s'accommode à la forme du crâne. La seconde opinion, diamétralement opposée à la précédente, est représentée entre autres par *Ludwig Fick* (2) dans ses excellentes recherches expérimentales sur les diverses formes des os. D'après cet auteur, c'est le cerveau qui forme sa boîte, et non la boîte qui forme le cerveau, autant du moins qu'il n'y a pas d'empêchement de la part de forces situées hors de l'or-

(1) Engel, *Untersuchungen über Schädelformen*, p. 123.

(2) Ludwig Fick, *Neue Untersuchungen über die Ursachen der Knochenformen*, p. 28.

ganisme. Enfin Virchow (1) dit : on ne peut douter qu'il ne s'agisse d'une action réciproque; ce n'est pas exclusivement le cerveau qui détermine la croissance de l'os ou vice-versâ. L'influence que les deux parties exercent l'une sur l'autre doit évidemment être double : mécanique et organique. Nous ne pouvons cependant méconnaître que l'influence organique appartient principalement au cerveau, tandis que l'influence mécanique appartient à un haut degré aux deux parties.

D'après Lucä (2), la forme du cerveau et celle du crâne sont la condition l'une de l'autre; dans chacune sont la cause et l'effet. Welcker (3) laisse aussi croître ensemble l'enveloppe et son contenu.

Il est clair qu'en croissant le cerveau doit trouver dans le crâne une forte résistance, si ce dernier ne cède devant lui. La tension provenant du cerveau est en somme excentrique. Mais à côté de cette tension générale se font aussi sentir, comme l'a déjà fait remarquer Fick (4), des tensions locales dues à la croissance exagérée de certaines parties du cerveau, ce que nous allons démontrer par des faits. Pour le résultat final il faut en outre prendre en considération les modifications des résistances.

Nous ne faisons que rappeler la dilatation extraordinaire du crâne humain que produit l'hydrocéphale des nouveau-nés. Une dilatation du crâne relativement très-considérable se produisit aussi chez un jeune lapin par une encéphalite. Au fort de la maladie qui fut mortelle, on put observer une véritable folie des mouvements, une foule d'anomalies de coordination, troublant, croisant et empêchant les mouvements volontaires, telles que je n'en ai jamais vu de plus nombreuses ni de plus compliquées. Le crâne est photographié de dessus et de dessous aux figures 1 et 2 de la planche VIII. On avait extirpé à ce lapin la suture sagittale en enlevant trop des deux côtés, et au

(1) R. Virchow, *Untersuchungen über die Entwicklung des Schädelgrundes*, p. 95.

(2) Lucä, *Architectur des Menschenschädels*.

(3) Welcker, *loc. cit.*, p. 20.

(4) Fick, *Neue Untersuchungen*, etc., p. 24.

lieu d'une nouvelle suture il s'était formé un écartement. Jusqu'à la quatrième semaine la croissance et les fonctions eurent lieu sans trouble; mais au bout de ce temps des influences nuisibles se firent sentir sur le cerveau qui se trouvait sans protection, et l'encéphalite se développa peu à peu. La figure 9 de la planche XI représente le crâne d'un lapin de la même portée et du même âge, chez lequel, à la suite aussi d'une extirpation manquée de la suture sagittale, un écartement s'était formé, mais sans qu'il se fût produit d'encéphalite. Ce crâne sera encore utilisé plus bas, mais il est très-propre à fournir ici des mesures comparatives.

Le plus grand diamètre transversal du crâne de la planche VIII, figure 1, est de 29, 5 millimètres; celui du crâne de la planche XI, figure 9, est de 25 millimètres.

A la base du crâne de la planche VIII (figure 2), la partie des grandes ailes du sphénoïde qui est ordinairement épaisse et poreuse se trouve devenue mince comme du papier. Les os de la face, le maxillaire inférieur, tout a dû céder et se retirer. Il n'est pas possible pour le moment de poursuivre ce phénomène jusque dans ses derniers détails. La grandeur et la ténuité des dentelures à l'os frontal et à l'os interpariétal présente encore de l'intérêt; c'est un phénomène connu chez les crânes démesurément dilatés. Les régions marginales situées le long de la suture coronaire ont été moins mises à contribution que les autres par suite de la formation de l'écartement.

L'extirpation de la portion supérieure des deux grands hémisphères cérébraux, expérience mentionnée déjà plus haut, forme le pendant de l'observation précédente. Chez l'animal devenu adulte après ladite extirpation on trouve la voûte du crâne aplatie et rétrécie dans toutes les directions. Il suffit de comparer à la planche VIII la figure 3 et les photographies inférieures des figures 5 et 6 avec la figure 4 et les photographies supérieures des figures 5 et 6. Nous avons déjà fait observer à une autre occasion que les dentelures des sutures se sont parfaitement developpées, malgré la diminution de la pression du cerveau pendant un temps fort long. Il n'y a pas trace d'oblitération des sutures.

Le crâne se dilate donc au delà de ses proportions normales lorsque la pression de son contenu augmente; son développement demeure par contre au-dessous des proportions normales lorsque la pression de ce contenu diminue.

On accusera peut-être l'expérience précédente (extirpation des deux hémisphères) de n'être pas pure, de comprendre outre la diminution de la pression cérébrale une lésion considérable du crâne. L'expérience enseigne il est vrai que chez les animaux nouveau-nés de pareilles lésions guérissent dans la règle promptement et bien; mais au lieu de discuter ce thème, il est plus simple et plus utile de citer d'autres expériences auxquelles on ne puisse faire aucune objection analogue.

Dans mes recherches expérimentales sur le système nerveux (*Archiv für Psychiatrie, loc. cit.*), j'ai démontré qu'en renforçant ou en affaiblissant l'activité périphérique des nerfs, on peut augmenter ou diminuer le développement des centres cérébraux correspondants. Il est clair que pour atteindre le but que nous nous proposons actuellement on ne doit opérer que sur les nerfs dont le centre se trouve immédiatement sous le crâne. Tels sont les nerfs olfactifs des Rongeurs et les nerfs optiques des oiseaux. Au moyen d'une excision de la muqueuse qu'on réunit ensuite à l'aide de deux ou trois ligatures, il est facile de produire l'oblitération complète d'une narine chez un lapin nouveau-né. Par là on supprime les fonctions des nerfs olfactifs correspondants, et on force ceux du côté opposé à une activité plus grande. Les nerfs olfactifs privés de courant d'air s'atrophient, ce qui provoque l'atrophie du bulbe olfactif correspondant. Les nerfs et le bulbe olfactif du côté demeuré ouvert se développent par contre plus fortement. Le crâne s'épaissit autour du bulbe olfactif qui s'atrophie; il s'amincit autour du bulbe olfactif qui s'hypertrophie. Quatre beaux crânes de lapins opérés de la sorte sont figurés à la planche VIII, figures 7, 8, 9 et 10. Pour des objets aussi fins, l'examen pur et simple des photographies donne une idée plus exacte des faits que les mesures, même lorsqu'elles sont prises à l'aide de la loupe et du micromètre, aussi je renonce à en donner ici.

Lorsqu'on enlève l'une des rétines à un pigeon éclos depuis peu d'heures, le nerf et le lobe optique correspondants s'atrophient; chez l'animal devenu adulte on trouve la partie du crâne contiguë au lobe optique atrophié de moitié plus épaisse que celle qui est contiguë au lobe optique de l'autre côté. — Voir planche VIII, figures 11 et 12; le crâne est scié par le milieu, la figure 11 représente sa moitié antérieure et la figure 12 sa moitié postérieure. L'épaisseur du crâne, là où il recouvre les lobes optiques, mesurée sur la moitié antérieure, est à droite de 2 millimètres, à gauche de 3 millimètres.

En extirpant les yeux et en oblitérant les méats auditifs externes on ôte à un lapin nouveau-né la faculté de se servir de sa vue et de son ouïe. En le maintenant en outre isolé dans un espace étroit, aussi loin que possible de toute irritation des sens, on empêche le cerveau tout entier d'atteindre son complet développement; il demeure un peu trop petit. Sont cependant exceptés les bulbes olfactifs sur lesquels se concentre principalement la vie intellectuelle; ils atteignent au contraire un développement supérieur. Et par suite on trouve chez l'animal devenu adulte le crâne dilaté et aminci autour des bulbes olfactifs, épaissi et un peu moins voûté qu'à l'état normal autour du reste du cerveau. — Le lecteur est prié de comparer entre elles les deux séries de segments crâniens transversaux à la planche VIII, figures 15 à 24. La première série (figures 15 à 19) comprend, divisé en cinq segments, le crâne d'un lapin adulte normal; la seconde (figures 20 à 24) comprend, divisé aussi en cinq segments, le crâne d'un lapin sourd et aveugle traité comme ci-dessus (1). Les segments

(1) Pour bien saisir les différences sur les photographies, il faut se rappeler qu'elles représentent des segments épais du crâne, ayant une profondeur, et non de minces tranches. (*Note du traducteur.*)

ont été sciés aussi exactement au même endroit que possible, comme je l'ai fait remarquer ailleurs (*Archiv für Psychiatrie*); quelques petits défauts ont été corrigés en polissant. Les figures 15 et 20 représentent la région des bulbes olfactifs. Nous voyons à la figure 15, chez le lapin normal, un vide cérébral relativement petit et un crâne relativement épais (1); à la figure 20, chez le lapin aveugle et sourd, un vide cérébral relativement grand et un crâne relativement mince. Aux figures 16 et 21 nous avons déjà dépassé la région du bulbe olfactif, et le rapport devient aussitôt inverse. La figure 16 présente un vide cérébral relativement grand et des os relativement minces, la figure 21 un vide cérébral relativement petit et des os relativements épais. Les figures 17, 18 et 19 concordent avec la figure 16, les figures 22, 23 et 24 avec la figure 21.

L'opération à l'aide de laquelle on détruit la rétine a été décrite ailleurs (*Arch. f. Psychiatrie*). A l'aide de deux sections ovalaires très-peu convexes (presque parallèles) atteignant la conjonctive on circonscrit la fente palpébrale qui est encore oblitérée. Puis on soulève avec la pince le morceau de peau ainsi circonscrit, on détache à l'aide d'un manche de scalpel la conjonctive des paupières, et on enlève d'un même coup avec une paire de ciseaux le morceau de peau, la conjonctive et la membrane nictitante. Après quoi on pique le globe de l'œil avec une aiguille à cataracte, on le tire un peu hors de l'orbite, on en coupe le tiers antérieur avec les ciseaux, et on enlève le cristallin, le corps vitré et la rétine; enfin on réunit les deux lèvres de la plaie des paupières. L'oblitération artificielle du méat auditif externe est un peu plus difficile. Après avoir coupé le pavillon de l'oreille à sa base, on saisit avec la pince le cartilage du méat auditif externe, on détache prudemment les muscles à l'aide d'un petit scalpel pas trop tranchant, on pénètre jusqu'au tympan, et on coupe le méat auditif externe ainsi mis à nu aussi près que possible de cette

(1) Voir du reste la remarque dans *Archiv für Psychiatrie*, *loc. cit.*, p. 710.

membrane, après quoi on coud la plaie. Si l'on opère bien, il ne coule presque pas de sang et il ne reste rien du méat auditif externe. Lorsqu'une portion de ce dernier a échappé à l'extirpation, la sécrétion des glandes cérumineuses qu'elle renferme s'amasse souvent en grande quantité, ce qui peut parfois devenir très-gênant (1).

L'épaississement du crâne que nous venons de décrire comme se produisant chez les animaux sourds et aveugles élevés jusqu'à l'âge adulte avec la méthode de Caspar Hauser ne se montre pas toujours d'une façon aussi marquée que chez l'individu de la planche VIII. Plus le champ sur lequel se produit la diminution de pression est libre et étendu, plus l'épaississement du crâne se fait indéfini et effacé; au contraire, plus ce champ est étroit, limité et encaissé, plus l'épaississement du crâne est considérable et frappant. — Cependant la chose n'est peut-être pas tout à fait aussi simple que nous l'admettons ici, et il n'est pas impossible que, dans le dernier cas, d'autres causes que la diminution de pression du cerveau soient en jeu.

Les oiseaux vivent par la vue, aussi l'extirpation des deux yeux a-t-elle sur eux l'action la plus profonde; leur cerveau se développe insuffisamment et ils deviennent imbéciles. Les figures 13 et 14 de la planche VIII représentent le crâne d'un pigeon adulte auquel on avait enlevé les deux yeux peu après son éclosion. Malheureusement la section du crâne n'a pas été faite aussi exactement que chez celui des figures 11 et 12; la moitié postérieure a seule pu être égalisée après coup, de façon à permettre une comparaison avec la figure 12. Tandis

(1) Voici comment. Le lapin nouveau-né n'a pas encore la portion osseuse du méat auditif externe; son tympan n'est entouré que d'un anneau osseux fort étroit; c'est pour cela qu'on peut enlever le méat auditif jusqu'au tympan. A mesure que l'animal devient adulte cet anneau osseux se prolonge en dehors, formant un tube : la portion osseuse du méat auditif externe. Si lors de l'extirpation on a laissé au fond quelque portion du méat cartilagineux avec ses glandes, la sécrétion de celles-ci ne peut s'écouler que dans le tube osseux en question, lequel se dilate alors énormément sous la pression continue du cérumen. (*Note du traducteur, d'après l'auteur.*)

que le crâne de la figure 12 a un diamètre transversal de 21, 5 millimètres et un diamètre vertical de 21, 0 millimètres, celui de la figure 14 a un diamètre transversal de 19, 5 millimètres et un diamètre vertical de 19, 0 millimètres (1). Par contre les os du dernier sont plus épais que ceux du premier; cette différence est cependant moins forte que je ne l'aurais cru.

Déjà maintenant, après les expériences qu'on vient de voir, il ne peut plus paraître douteux que le cerveau n'ait une action importante sur le développement et sur la forme du crâne; un crâne parfaitement conformé suppose nécessairement un cerveau parfaitement conformé. Mais l'extirpation de la portion supérieure d'un des grands hémisphères cérébraux démontre mieux que toute autre expérience l'action formatrice du cerveau jusque dans ses détails les plus fins. L'objection encore admissible à l'extirpation des lobes supérieurs des deux hémisphères tombe ici où nous n'avons affaire qu'à un seul, vu que dans le premier cas il s'agissait de la voûte du crâne, tandis que dans le cas actuel il s'agit de sa base à laquelle l'opération ne touche pas.

Les figures 1 et 2 de la planche X donnent l'image très-réussie de la base du crâne de deux lapins adultes. On leur avait enlevé à tous deux, deux ou trois jours après leur naissance, la portion supérieure de l'hémisphère cérébral gauche, et les os s'étaient chez tous deux refermés sans laisser d'écartement. Le cerveau se mit alors à croître dans l'espace vide ainsi obtenu. Ses lobes inférieurs, encaissés dans les cavités de la base du crâne, poussèrent devant eux les parois de ces dernières, ce qui produisit une forte scoliose de la base du crâne tout entière (déviation à gauche, en avant comme en arrière) (2). Mais d'un autre côté le crâne, par suite de la diminution de résistance,

(1) Les deux pigeons opérés étaient de la même couvée. Je ne possède à mon regret pas d'autres crânes pareils.

(2) La scoliose du crâne de la planche XI, figure 11 (aussi un cas d'extirpation de l'hémisphère gauche), provient d'une lésion de l'os, d'un trouble de nutrition à la suture coronaire.

s'avança à l'intérieur du côté où l'extirpation avait eu lieu, et le sillon sphénoïdal (*sulcus sphenoidalis*, Krause) gauche se voûta de façon à devenir un véritable canal. Pour mieux faire comprendre ce phénomène, j'ai fait figurer à la figure 13 de la planche I la surface inférieure d'un cerveau opéré comme nous venons de le voir. Ce cerveau est celui du crâne de la planche X, figure 3; on l'a extrait en brisant la base de ce dernier. En l'extrayant de cette manière, ce qui épargnait la voûte du crâne dont j'avais besoin, il fallait à la vérité sacrifier le pont de Varole, la moëlle allongée et le cervelet; de plus le cerveau a souffert par la rétraction provenant d'un long séjour dans l'alcool. Malgré tout cela sa déviation est très-visible. Je fais encore remarquer en passant qu'en extirpant l'hémisphère cérébral gauche on avait sans le vouloir enlevé en outre le tubercule quadrijumeau antérieur du même côté, ce qui produisit, comme on le voit sur la figure, une atrophie partielle du nerf optique droit.

Les cas où l'opération précédente a vraiment bien réussi ne permettent pas de douter que dans certaines circonstances ce soit le cerveau qui forme le crâne (pl. X, fig. 1 et 2). Et cependant la même expérience, l'extirpation d'un hémisphère cérébral, fournit une preuve non moins importante du fait opposé, savoir que dans d'autres circonstances c'est le crâne qui forme le cerveau.

Les figures 3 et 4 de la planche X représentent la voûte du crâne de deux lapins opérés de la même façon que ceux des figures 1 et 2 de la même planche. Autant la base du crâne (fig. 1 et 2) est déviée, autant la voûte a conservé sa configuration normale, à part un aplatissement insignifiant du côté gauche (1). Pourtant un examen attentif démontre que le cerveau a dévié aussi à sa face supérieure d'une façon considérable; mais tandis qu'à la base il a poussé devant lui les cloisons des cavités de l'os, à la voûte il a simplement, vu la résis-

(1) Je reconnais du reste que le contraste que je viens de faire ressortir entre les phénomènes présentés par la base et par la voûte du crâne n'en est au fond pas un.

tance moindre, glissé sous l'os vers le côté gauche, se pliant ainsi lui-même à la forme de l'os sans l'altérer (1).

Au lieu d'extirper seulement la moitié supérieure d'un hémisphère cérébral, on peut l'extirper tout entier. Dans *Archiv für Psychiatrie*, *loc. cit.* (p. 709), j'ai recommandé comme premier temps de cette opération une section horizontale antérieure à travers le crâne allant d'un côté de la suture lambdoïde à l'autre, de façon à ce qu'on puisse rabattre en arrière la voûte du crâne tout entière autour de cette suture servant de charnière. Il est cependant plus avantageux de ne pratiquer la section que d'un seul côté et de rabattre la moitié correspondante du crâne sur l'autre autour des sutures frontale et sagittale comme charnière. Après cela (2) on extirpe aussi profondément que possible l'hémisphère mis à nu, de façon à mettre à découvert les tubercules quadrijumeaux qui servent à s'orienter pour ce qui suit. L'hémorrhagie étant forte, on attend un peu jusqu'à ce qu'elle cesse et qu'on puisse enlever le caillot. On introduit alors une cuiller de Daviel sous la convexité postérieure du lobe pyriforme (lobe olfactif); puis on la soulève un peu, on l'amène en dehors, sur le rebord du

(1) Chez l'homme, des déviations de ce genre, mais modérées, sont relativement fréquentes. Elles atteignent cependant parfois une importance facilement méconnue, ainsi lors de la destruction de portions considérables du cerveau par suite de maladies fœtales. On ne peut par exemple pas expliquer sans phénomène de déviation la forme d'un cerveau comme celui du cas de Cyclopie incomplète publié par Hecker et Buhl dans le *Monatsschrift für Geburtskunde*, Bd. XXXI, Heft 6. Là l'hémisphère cérébral gauche ayant été presque entièrement détruit, l'hémisphère droit fut poussé à gauche dans l'espace ainsi devenu libre. Le cerveau de l'enfant nouveau-né idiot dont nous avons parlé ailleurs (première partie, chap. III, note du bas) est encore plus instructif. L'hémisphère cérébral droit a crû en avant autour du gauche, et a recouvert sa base. Par suite, l'artère cérébrale antérieure se trouve sur l'hémisphère droit et n'atteint la scissure interhémisphérique qu'arrivée à la surface supérieure du cerveau; par suite encore, les deux bulbes olfactifs se trouvent implantés sur l'hémisphère droit, une preuve de plus que leur développement se fait à part, en lieu et place, et qu'il ne dépend pas du cerveau.

(2) Les expériences sur le système nerveux central sont si intimement liées à celles sur la croissance du crâne que quelques répétitions sont inévitables.

crâne, après quoi on la conduit autour des couches optiques devenues plus visibles par la manipulation précédente; enfin on pénètre avec la cuiller dans le corps strié, en en enlevant le moins possible, et on en sépare le reste de l'hémisphère qu'on extrait entièrement du crâne. L'opération terminée, on rabat de nouveau le crâne, on le remet exactement en place, et l'on recoud la peau par dessus. Tout guérit à l'ordinaire bien et vite; puis l'animal se développe sans qu'on puisse observer le moindre trouble dans ses mouvements, ni dans aucun de ses sens, ni dans l'expression de ses facultés intellectuelles. Lorsqu'on tue le lapin après l'avoir laissé vivre quatre à huit semaines ou plus, on obtient, en ce qui concerne le crâne, le même résultat que dans l'extirpation partielle, seulement à un degré plus considérable. Ce qui cependant est nouveau, c'est l'amas de sérosité qui se produit là où le crâne et le cerveau n'ont pu arriver à se rejoindre. Cette insuffisance de l'accommodation est plus encore que sa réciprocité une preuve importante de l'indépendance relative de la croissance du crâne et de celle du cerveau.

CHAPITRE II

DÉPENDANCE MUTUELLE DU CERVEAU ET DU CRANE DANS LEUR CROISSANCE. LÉSIONS DU CRANE.

Nous avons vu l'action des lésions du cerveau sur le crâne; voyons maintenant celle des lésions du crâne sur le cerveau. Chez les Indiens à tête plate de l'Amérique du Nord, chez quelques tribus indigènes du Mexique et du Pérou, chez les habitants de quelques départements du midi de la France, on trouve la coutume bien connue de produire des anomalies de la forme de la tête au moyen de planches, de compresses, de bandages ou de bonnets. Les expériences de ce genre que je fis chez des lapins manquèrent, quoique les liens devant servir à resserrer le crâne fussent constitués par la peau même de l'animal, de sorte que celui-ci ne pouvait pas les enlever. J'avais pratiqué sur la convexité de la tête deux sections cutanées transversales et parallèles, éloignées de 5 mill. l'une de l'autre et allant de l'angle du maxillaire inférieur gauche à l'angle du maxillaire inférieur droit. Puis j'avais coupé à son milieu (sommet du crâne) la bande transversale résultant de cette opération, et raccourci de 7 mill. à partir de ce point chacune des deux lanières latérales ainsi formées, en enlevant à chacune d'elles un morceau de cette longueur. Après quoi j'avais détaché du tissu subcutané les deux lanières ainsi raccourcies, et je les avais réunies l'une à l'autre et au reste de la peau au moyen de ligatures, ce qui les avait fortement tendues. L'opération elle-même réussit tout à fait, mais la lanière de peau qui au commencement produit un resserrement marqué se détend très-vite, de sorte que bientôt on ne voit plus trace de resserrement.

Nous avons appris à connaître un autre mode d'augmentation de l'action compressive du crâne : les atrophies partielles obtenues par la ligature des carotides.

Les sutures du crâne sont, dit-on, maintenues tendues par la pression cérébrale; Fick (1) prétend même que l'oblitération d'une suture ne peut avoir lieu que lorsque la pression cérébrale cesse d'agir sur elle. Hagen (2) est aussi d'opinion que l'oblitération hâtive des sutures est le signe d'un arrêt de la croissance du cerveau dans certaines directions. Il est incontestable que, tant que le cerveau croît, les sutures qui sont une partie du crâne demeurent ainsi que celui-ci maintenues dans un certain état de tension. D'un autre côté, on ne se trompera guère en se représentant cette pression comme étant peu considérable. Lorsque des écartements même relativement très-larges se forment dans le crâne d'un lapin nouveau-né, le cerveau ne les utilise, on peut dire jamais, pour sortir partiellement de sa boîte, tant que sa pression demeure normale. La figure 9 de la planche XI représente un crâne qui a un écartement fort large; le cerveau n'y avait cependant jamais pénétré. Quant à l'assertion de Fick, elle est erronée, ce qui a déjà été démontré par Virchow dans les travaux que cite Fick lui-même. Nous voyons les sutures continuer d'exister non-

(1) *Neue Untersuchungen*, p. 27.
(2) *Psychiatrische Zeitschrift*, 1855, p. 43.

seulement après que le cerveau a atteint sa grandeur normale, mais encore dans certains cas jusqu'à un âge fort avancé, même lorsqu'il a déjà commencé à s'atrophier et qu'un liquide séreux a rempli à sa place les vides de la cavité du crâne devenue trop grande. Il me sera peut-être permis de rappeler ici le résultat de l'extirpation de la moitié supérieure des deux hémisphères cérébraux : la voûte du crâne subit un aplatissement général, mais conserve ses sutures parfaitement intactes.

Lorsque le long d'une suture il se produit une nécrose des éléments constitutifs de l'os, ce qui arrête plus ou moins en cet endroit la croissance du crâne et l'empêche par conséquent de se dilater, cette résistance locale exagérée produit une légère augmentation de la pression cérébrale générale. Le cerveau, cédant à la résistance locale, détermine à l'aide de la pression générale les dilatations compensatoires dont nous avons parlé plus haut. Chez tous les crânes de lapin par exemple où la croissance marginale le long de la suture coronaire droite a souffert, la moitié droite du cerveau, ne pouvant plus demeurer dans la moitié droite du crâne incapable de se dilater normalement, dépasse la suture sagittale et envahit la moitié gauche du crâne en poussant simplement devant elle la faux du cerveau et le sinus longitudinal supérieur. Pour rendre ce fait évident sur la photographie j'ai fait une raie marquant le parcours du sinus longitudinal à la surface du crâne figuré planche III, figure 4, immédiatement après avoir tué le lapin. Je m'assurai cependant plus tard que cette peine est inutile. On peut en effet toujours, même chez un crâne macéré, reconnaître la position qu'a occupée le cerveau à l'arête osseuse qui s'insinue entre les deux hémisphères, ainsi qu'aux deux sillons plats parallèles à cette arête et servant à recevoir les deux faibles circonvolutions longitudinales. Dans la première partie de ce travail, nous avons déjà vu divers faits relatifs aux dilatations compensatoires. Comme les rétrécissements, elles forment des séries entières, commencent aux régions marginales demeurées normales de l'os atteint partiellement d'un trouble de nutrition, vont ensuite plus loin et s'étendent à toutes les parties du crâne situées en dehors de la craniosténose; je rappelle ici la figure 8 de la planche V. Nous avons relevé la règle de Virchow, savoir que la dilatation a lieu dans une direction parallèle à la suture oblitérée ou à l'état fœtal, et nous avons ajouté que cette règle, comme celle des rétrécissements, a besoin de certaines modifications. A ce dernier point de vue je me permets de renvoyer encore une fois aux figures 8 et 4 de la planche V, dans lesquelles les diamètres verticaux paraissent ngésallo; je recommande aussi de mesurer la figure 10 dans toutes les directions à partir du milieu du corps de l'os sphénoïde. Dans les cas de rétrécissements partiels avec dilatations compensatoires, la comparaison de chacun des os correspondants de chaque côté est fort instructive; mais là l'œil à lui seul est presque meilleur juge en somme que le compas et l'échelle.

Nous avons du reste déjà vu chez le maxillaire inférieur droit de la planche VII, figure 16, avec sa surface articulaire repoussée en bas, que le cerveau en croissant vient facilement à bout de résistances qui paraissaient assez fortes.

D'après Engel (1) la nature a répondu par maint crâne d'idiot à la question de savoir quelle forme doit prendre un crâne dont les sutures s'ossifient prématurément tandis que l'os devient épais et résistant. La chose n'est pas si simple. Il est certain qu'une localité du crâne en train de s'atrophier ne favorise pas la croissance du cerveau; s'il en était autrement on ne verrait pas le cerveau glisser sous elle et croître dans la direction des résistances moindres. Mais d'un autre côté nous avons vu que les sutures ne prennent par elles-mêmes aucune part à l'accroissement des os, ceux-ci ne croissant pas seulement par leurs bords, mais aussi par leurs surfaces et dans leur tissu même (croissance interstitielle); — nous avons été frappés de la dilatation fabuleuse dont le crâne est capable dans l'hydrocéphalé infantile, et de la

(1) *Untersuchungen über Schädelformen*, p. 73.

manière admirable dont, après la ligature des carotides, les trous transversaux des vertèbres, qui forment cependant plus tard des canaux fermés sans sutures, s'élargissent à mesure que les artères vertébrales augmentent de calibre (pl. VI, fig. 12 et 13); — nous avons appris quelles dimensions énormes la partie osseuse du méat auditif externe peut atteindre par suite d'un amas de cérumen lorsqu'on extirpe incomplétement sa partie cartilagineuse (expérience du lapin sourd et aveugle, voir au chapitre I de la IIe Partie, note du bas); — nous nous sommes enfin assurés (pl. V, fig. 10, surface de section des os pariétaux) que sous la pression du cerveau le crâne, dans le domaine d'une sténose, se ramincit, malgré la croissance par les surfaces, ce qui produit une légère augmentation compensatoire de sa cavité notablement rétrécie d'autre part. — Tous ces faits étant posés, on ne se sentira guère tenté d'admettre sans autre raison la réponse qu'Engel met dans la bouche de la nature, soit de rendre l'oblitération plus ou moins complète des sutures chez un crâne d'idiot seule responsable de l'idiotisme.

Une troisième méthode d'expérimentation consiste à diminuer la pression du crâne en provoquant la formation d'écartements (pl. VII, fig. 1 et 2). Chez un premier lapin nouveau-né on pratiqua sur la moitié gauche du crâne une section horizontale à travers l'os frontal et l'os pariétal; chez un second on enleva à l'os pariétal gauche une bandelette d'os, parallèlement à la suture sagittale. Chez tous les deux il se forma un écartement qui est certainement dû à la tension provenant du cerveau; d'un autre côté il est tout aussi certain que là où est l'écartement la résistance du crâne est plus faible. En effet, le crâne est dans les deux cas un peu plus convexe à gauche, du côté des écartements, l'os pariétal droit est trop peu développé, et les sutures frontale et sagittale forment un arc dont la concavité est à gauche. Et cependant, si l'on excepte la convexité un peu plus forte du côté gauche que nous venons de voir, la configuration générale des deux crânes est à fort peu de chose près normale. On obtient en somme les mêmes résultats — toujours en supposant qu'il se forme un écartement — quand on enlève du côté opéré la moitié supérieure de l'hémisphère cérébral (pl. VII, fig. 3 et 4). La figure 9 de la planche XI s'applique aussi à ce que nous disons, ainsi que les remarques faites plus haut à son égard.

Nous n'avons pas besoin d'autres expériences. Toutes celles que nous venons de voir dans ces deux chapitres démontrent, me semble-t-il, plus que suffisamment que le crâne influence la forme du cerveau et que réciproquement le cerveau influence la forme du crâne. Le cerveau et le crâne sont dès le commencement pour ainsi dire modelés l'un sur l'autre; ils croissent ensemble, et portent cependant en eux-mêmes chacun les conditions fondamentales de leur forme respective.

CHAPITRE III

INDÉPENDANCE RELATIVE DE LA CROISSANCE DU CRANE, AINSI QUE DE CELLE D'AUTRES OS.

Je viens de dire que malgré leur dépendance mutuelle le cerveau et le crâne portent en eux-mêmes les conditions fondamentales de leur forme respective. Bon nombre d'observations contenues dans les deux chapitres précédents parlent pour la justesse de cette proposition. Je ne rappelle ici que l'extirpation d'un hémisphère cérébral entier et l'amas subséquent de sérosité aux endroits où le cerveau et le crâne n'arrivent pas à se toucher. — Mais la tête d'enfant nouveau-né idiot déjà deux fois citée offre une preuve à divers égards encore plus concluante de ce que j'avance. Le crâne s'est développé d'une façon remarquablement normale. Sur le milieu de sa base repose le cerveau proprement dit qui est cylindrique, assez solidement enfermé dans sa dure-mère (la pie-mère et l'arachnoïde se trouvent sous celle-ci), et atrophié à un très-haut degré. L'espace situé entre la dure-mère et le périoste interne du crâne (non point celui situé entre la dure-mère et l'arachnoïde ou entre cette dernière et la pie mère) constitue la plus grande partie de la cavité crânienne; il était rempli de sérosité. Le plus grand diamètre transversal du cerveau est de 39 millimètres, tandis que le plus grand diamètre transversal du crâne est de 89 millimètres. Les cavités latérales de la base du crâne sont si parfaitement conformées qu'on peut à peine les distinguer de celles d'un crâne normal; et cependant elles ne contiennent aucune portion du cerveau. C'est difficile, il est vrai, de déterminer l'époque exacte à laquelle a commencé l'affection embryonnaire qui a troublé la croissance du cerveau. Il n'est pas improbable que pendant les premiers mois le cerveau ait rempli ces cavités, mais il est certain que pendant plusieurs mois avant la naissance cela n'a pu être le cas; la taille et la constitution interne du cerveau en sont la preuve. On ne peut donc s'empêcher de penser que la pression de la sérosité a suffi pour permettre au crâne d'atteindre un développement relativement normal malgré l'état rudimentaire auquel demeurait le cerveau. Si cette explication était la vraie, l'hypothèse de l'influence du cerveau sur la configuration du crâne, hypothèse que nous avons admise plus haut et qui ne manque certes pas de preuves effectives, aurait sans doute besoin d'une réduction importante. D'un autre côté, la nature aurait par une expérience, si j'ose m'exprimer ainsi, livré une preuve de l'indépendance relative du développement du crâne telle que la science n'avait pas été capable de la livrer jusqu'ici.

Mais nous devons laisser de côté la période embryonnaire; la proposition « le cerveau et le crâne portent en eux-mêmes les conditions fondamentales de leur forme respective » a trait tout d'abord à l'animal dès sa naissance à l'âge adulte, et ne peut pas s'appliquer avec certitude à la période qui précède la naissance, surtout pas à sa première partie. Il faut que le cerveau et le crâne soient formés et distincts avant qu'ils puissent se développer ultérieurement d'après leurs conditions intrinsèques respectives. Du reste, les conditions internes comme les conditions externes sont et demeurent l'objet de l'observation et de l'expérience.

Fick (*Ueber die Ursachen der Knochenformen*, p. 22) dit : « Les faits présents nous suffisent cependant pour dénier à l'os une fois donné toute force organoplastique propre, et pour reconnaître qu'au contraire, dans sa transformation de la forme fœtale en la dimension agrandie de sa forme définitive, le squelette lui-même ne trahit pas d'autres forces propres que les intensités histoplastiques de ses matrices par la force desquelles il s'agrandit dans toutes les directions jusqu'à épuisement complet, pour autant qu'il ne rencontre pas de résistance de la part d'organes dont les forces histoplastiques sont plus grandes que les siennes. » Même après avoir relu plusieurs fois cette phrase dont je suis loin de méconnaître la raison d'être relative et le sens profond, je crois pouvoir continuer tranquillement la série de ces expériences. Comme ce dont il est question n'a pas trait seulement au crâne, mais à chaque os, et que les observations faites sur un os quelconque sont utiles à l'étude de tous les autres, je vais décrire ici, comme nouvelles preuves de l'indépendance relative de la croissance des os du crâne et de l'existence de conditions internes à leur formation, quelques expériences faites sur d'autres os.

Lorsqu'on désarticule à l'épaule la patte antérieure d'un lapin nouveau-né, on paralyse, ou peu s'en faut, tous les muscles qui vont de l'omoplate à la patte. Leur développement se limite par suite de la restriction de leurs fonctions. Le développement incomplet des muscles réagit il est vrai, comme nous le verrons plus tard, sur la forme des os mus par eux ; mais ces derniers se développent cependant et conservent en toute circonstance leur forme fondamentale. Il suffit pour s'assurer de la chose de comparer à la planche X, figures 5 et 6, les deux omoplates d'un lapin opéré à gauche de la façon qu'on vient de voir.

L'expérience suivante faite primitivement dans un autre but peut aussi s'appliquer à la question qui nous occupe : Un aide tient l'animal qui va être opéré. A partir de l'articulation de l'épaule on pratique le long du bord supérieur de l'omoplate une section à travers la peau, le muscle *basio-humeralis* (transverso-scapulaire de Straus-Dürkheim), le muscle angulaire de l'omoplate et le muscle trapèze. Au fond apparaît le plexus brachial. Un second aide tire d'une main l'omoplate en bas et en arrière, tandis qu'avec un doigt de l'autre main appuyé contre le fond de la fosse axillaire il soulève le plexus hors de la plaie. On passe alors prudemment et en évitant les vaisseaux un fil autour de chaque tronc nerveux, puis on le noue. Cela fait, on coupe les nerfs aussi près que possible de la colonne vertébrale, et, après les avoir tirés à l'aide des fils dans l'angle de la plaie, on les y coud pour les empêcher de s'unir de nouveau à eurs tronçons centraux. Cette opération n'est pas très-facile. Au bout de 4 ou 5 jours, la plaie étant suffisamment guérie, on fend la peau de l'avant-bras sur toute sa longueur, puis on coupe l'avant-bras lui-même à l'aide d'une paire de ciseaux sous la peau aussi près que possible du coude et du carpe, on l'extrait avec muscles, nerfs, tendons, etc., de son manchon de peau, et cela fait, on coud la plaie. De cette façon le pied antérieur se trouve presque complétement isolé du reste de l'organisme auquel il n'est plus relié que par quelques vaisseaux cutanés, et par suite toute fonction est impossible. Malgré cela il continue à croître, et lorsqu'on tue l'animal devenu adulte les os de ce pied isolé, un peu moins gros seulement qu'à l'état normal, ont exactement la même forme qu'ils auraient eue s'ils avaient fonctionné toute leur vie. Comparer à la planche X les figures 19 et 20 avec les figures 17 et 18.

On peut reprocher pas tout à fait sans raison à la première des deux expériences précédentes (moins déjà à la seconde) le fait que les muscles n'ont pas été extirpés totalement, tout en accordant qu'ils ont été mis hors de fonction et se sont atrophiés. Ce reproche ne peut être fait à l'expérience suivante. Après avoir fendu la peau sur toute la longueur de l'avant-bras droit à un lapin nouveau-né, on enleva avec le plus grand soin toutes les parties molles (muscles, nerfs, tendons, vaisseaux sauf les cutanés, etc.), de façon à ne laisser de l'avant-bras absolument que l'ulna et le radius tout nus, et la peau avec ses vaisseaux. On ne lésa pas le plexus brachial, et on n'enleva rien au pied antérieur. La plaie fut très-vite guérie, et le lapin marcha plus tard sur sa patte opérée comme sur une jambe de bois, le dos du pied reposant sur le sol. Lorsqu'on le tua, on trouva à un endroit où le périoste du radius et du cubitus avait été un peu lésé une légère synostose entre ces deux os. L'avant-bras est un peu moins développé que du côté non opéré, et aussi un peu différemment courbé, le lapin ayant marché sur le dos du pied; en somme cependant sa forme est remarquablement normale (planche X, figures 7 et 8, les os des deux avant-bras) (1).

On désarticula l'avant-bras à deux lapins nouveau-nés. Il se forme en cas pareil sur la face articulaire de l'humerus une nouvelle capsule articulaire qui reçoit l'attache de tous les muscles du bras destinés à l'état normal à mouvoir l'avant-bras. L'innervation de ces muscles ne cessant pas tout à fait, ils se contractent de temps à autre. On aurait donc certain droit de supposer qu'en conséquence, sous la pression de la nouvelle capsule, l'extrémité articulaire de l'humerus devrait s'arrondir et devenir plus ou moins hémisphérique chez l'animal adulte. Mais lorsqu'on a tué l'animal, on trouve l'extrémité articulaire de l'humérus relativement normale : trochlée, condyle, cavité coronoïde, cavité olécrânienne, condyle médian (bourrelet situé entre les deux portions de la surface articulaire), tout y est; la seule restriction qu'il faut accorder, c'est que les formes ne se sont pas déve-

(1) Dans cette expérience, les os qui ont crû indépendamment (cubitus et radius) avaient été entièrement privés de leurs muscles et de leurs tendons, tandis que dans l'expérience précédente, celle des figures 19 et 20, les muscles et autres parties molles se trouvant dans le pied lui-même n'avaient pas été enlevés; on avait seulement coupé le plexus brachial et extirpé tout l'avant-bras, moins la peau.

(*Note du traducteur.*)

loppées d'une façon aussi accusée, aussi nette qu'elles l'auraient fait sous la pression et l'action polissante des extrémités articulaires du radius et du cubitus. Pour s'assurer de ce que nous venons de dire, il suffit de comparer à la planche X les figures 9 et 11 (côté normal) avec les figures 10 et 12 (côté opéré), puis les figures 13 et 15 avec les figures 14 et 16 (second lapin). On obtient le même résultat en désarticulant l'humérus ou l'omoplate. Dans le premier cas c'est la cavité glénoïde, dans le second la surface articulaire de l'humérus dont le développement se fait d'une façon presque normale.

CHAPITRE IV

INFLUENCE DES ORGANES DES SENS SUR LA CROISSANCE DU CRANE.

Je ne parlerai plus des expériences du bulbe olfactif ni de celles du lobe optique. N'ayant pas fait les recherches nécessaires je suis obligé de limiter ce chapitre dans d'autres directions encore, et je ne traiterai que de l'œil; c'est du reste le sens le plus important relativement à la forme du crâne.

Les figures 1, 2 et 3 de la planche IX représentent chacune un segment transversal vertical du crâne d'un lapin adulte. Le premier lapin (figure 1) était normal, au second (figure 2) on avait enlevé peu après la naissance les deux yeux, et au troisième (figure 3), l'œil droit seulement. Je n'avais pas énucléé le bulbe de l'œil; je m'étais contenté d'en extirper le tiers antérieur et de vider le contenu du reste; les paupières avaient été simplement fendues et n'avaient pas été recousues. Les figures montrent le résultat de ces opérations relativement au crâne : à la figure 2 les deux orbites sont resserrées, rétrécies; à la figure 3 l'orbite droite est seule rétrécie. A la figure 3 on voit déjà assez nettement l'asymétrie des parties du crâne destinées à recevoir les bulbes olfactifs; c'est une conséquence de l'atrophie de l'orbite droite.

Les conséquences de l'énucléation complète sont beaucoup plus importantes. Les figures 4, 5, 6, 7 et 8 de la planche IX représentent dans diverses situations le crâne d'un lapin adulte auquel on avait énucléé l'œil gauche immédiatement après la naissance. La déviation en bas et en dedans de l'arcade orbitaire et du crochet de l'os lacrymal vient de la pression qu'ont exercée les paupières raccourcies, cousues l'une à l'autre et tirées à l'intérieur de l'orbite par la cicatrisation. Cette déviation se produit aussi, quoique moindre, lorsqu'on détermine un simple *ankyloblepharon*, sans léser le bulbe de l'œil (pl. IX, fig. 13). L'*ankyloblepharon* artificiel pratiqué assez longtemps à l'avance est, soit dit en passant, le meilleur moyen de protéger l'œil lorsqu'on veut couper le nerf trijumeau. Voici les mesures du crâne des figures 4 à 8 de la planche IX : diamètre vertical de l'orbite droite, mesuré du bord supérieur de l'arcade zygomatique à la ligne d'attache de l'arcade orbitaire, 17,5 mill.; diamètre vertical de l'orbite gauche, 11 mill. Diamètre horizontal de l'orbite droite, 20 mill.; diamètre horizontal de l'orbite gauche 17 mill. L'arcade zygomatique droite a 29,5 mill. de long; la gauche, 26 mill. Ce que cette dernière a perdu en longueur, elle l'a plus ou moins regagné dans ses autres dimensions (expression de son « intensité de croissance »). L'arcade zygomatique droite a 6,5 mill. de haut, la gauche, 7,5 millimètres.

La différence entre les deux orbites est donc très-considérable; nous devons par conséquent nous attendre à une influence du rétrécissement de l'orbite gauche sur le reste du crâne. Aux figures 4 et 5 nous voyons très-distinctement la déviation en avant des parties postérieures du crâne, et la déviation en arrière de ses parties antérieures. Il suffit de comparer à la figure 4 l'apophyse temporale des os pariétaux (à la suture coronaire) et l'apophyse latérale (postérieure) des os nasaux, à droite et à gauche. La distance de l'une à l'autre est à droite de 20,3 mill. et à gauche de 19 mill. A la figure 5 on peut comparer le bord alvéolaire du maxillaire supérieur à l'apophyse ptérigoïde : distance de l'extrémité antérieure du bord alvéolaire à la scissure ptérigoïdienne, à droite 18 mill., à gauche 17 mill. Même les sutures frontale et sagittale forment un arc, très-faible il est vrai, concave du côté opéré.

D'après Ludwig Fick (1), l'élimination d'un groupe considérable de muscles ainsi que celle du bulbe de l'œil produit à vrai dire des modifications essentielles dans la transformation du squelette de l'état fœtal à l'état adulte; mais ces modifications ne s'étendent pas, selon lui, à tout le squelette, elles se limitent à certaines de ses parties; il prétend par exemple, qu'après l'énucléation de l'œil la cavité du crâne ne devient pas notablement asymétrique (2). Un coup d'œil jeté sur la figure 8 de la planche IX, qui représente l'intérieur du crâne de notre lapin, montre aussitôt combien cette opinion est erronée. L'idée de Diderot, d'après lequel (3) l'effet de toute lésion faite à un os se continue à partir du point lésé comme une vague d'impulsion sur tout le squelette, sans être rigoureusement exacte, est donc plus que simplement ingénieuse. La portion antérieure de la cavité du crâne est asymétrique, ce qui sur la photographie ne se voit il est vrai qu'indistinctement; il en est de même de la portion qui renferme les bulbes olfactifs, ce qui ne se voit pas du tout sur la photographie vu le manque de lumière. L'inégalité de la partie postérieure des petites ailes de l'os sphénoïde antérieur s'y voit, par contre, d'autant plus nettement. Le plus grand diamètre vertical de l'aile droite est de 9,5 mill., celui de l'aile gauche de 8,5 mill. Le plus grand diamètre transversal (à partir de la ligne médiane de la base du crâne) est pour l'aile droite de

(1) *Ueber die Ursachen der Knochenformen*, p. 19.

(2) Fick, *loc. cit.*, p. 16 pour figure 2, et p. 18 pour figures 12, 13 et 14.

(3) Fick, *loc. cit.*, p. 20.

13,5 mill, pour l'aile gauche de 13,0 mill. Le préjudice porté à la base du crâne par le rétrécissement de l'orbite ne peut naturellement pas demeurer sans influence sur la forme du cerveau. Les portions de cet organe qui ne peuvent se développer à la base du crâne sont repoussées vers le haut, ce qui occasionne un renflement un peu plus fort à la convexité de l'hémisphère cérébral du côté de l'orbite atrophiée. Ce renflement ne peut être méconnu lorsqu'on examine soigneusement. C'est un fait important à connaître pour ceux qui cherchent à découvrir dans la substance corticale du cerveau des organes circonscrits ayant une relation précise avec les organes des sens, car ils pourraient être tentés de prendre un simple phénomène de déplacement pour une hypertrophie due à la fonction exagérée de l'œil (rétine) demeuré normal.

Le trou optique à la figure 8 (pl. IX) n'est pas non plus sans intérêt. La moitié gauche en est plus petite, il est vrai, que la droite; mais elle est beaucoup plus grosse que le très-petit nerf optique atrophié auquel elle sert de passage. Quand on détruit les deux rétines, il se produit cependant un rétrécissement proportionnellement plus considérable du trou optique que lorsqu'on n'en détruit qu'une. Je suis redevable à mon collègue, M. Hubrich, directeur de Werneck, du cerveau et du crâne d'un porc aveugle-né (privé du bulbe des deux yeux), normal du reste, chez lequel le trou optique ne forme plus qu'une étroite fente transversale. Le diamètre vertical de l'orbite proprement dite est chez ce porc de 28 mill. seulement, le diamètre horizontal de 21,5 mill.; chez un porc normal (non aveugle) de la même portée envoyé pour comparaison, le diamètre vertical de l'orbite proprement dite est de 43 mill., le diamètre horizontal de 32 mill.; les deux porcs étaient âgés de 7 mois. Ici, l'on peut aussi suivre dans tout le crâne l'effet produit par l'atrophie des deux orbites. L'épaisseur du crâne entre le cerveau et les yeux atrophiés est augmentée. Ce dernier fait se retrouve aussi, quoique moins marqué, chez le crâne du lapin auquel on n'avait énucléé qu'un œil.

CHAPITRE V

INFLUENCE DES MUSCLES SUR LA CROISSANCE DU CRANE.

Désirant prouver d'abord à l'aide d'un exemple très-frappant avec quelle facilité on peut faire dévier les os par un changement des tractions et pressions qui agissent sur eux sans cependant que leur forme fondamentale caractéristique souffre d'une façon notable, j'ai fait photographier, aux figures 10 et 12 de la planche IX, deux omoplates de lapins dont les *processus hamatus* (1) se sont développés d'une façon fort différente (les figures 9 et 11 représentent les omoplates normales correspondantes du côté opposé).

Lorsqu'on coupe et qu'on disloque, de la façon indiquée plus haut, les nerfs cervicaux VII et VIII, on paralyse principalement l'action des muscles extenseurs; par suite, la patte antérieure du côté opéré s'applique totalement contre la partie antérieure de la poitrine (flexion

(1) Krause *Die Anatomie des Kaninchens*. Leipzig, bei Engelmann, 1868, p. 76. (*Note du traducteur*.)

et adduction). Lorsqu'on coupe et qu'on disloque les nerfs cervicaux V et VI, on paralyse au contraire les fléchisseurs; la patte entière s'étend et vient s'appliquer horizontalement sur le côté de la partie postérieure du thorax. Dans les deux cas l'omoplate, de même que la patte entière, se développe un peu moins qu'à l'état normal. Mais le *processus hamatus* dévie en avant dans le premier cas et en arrière dans le second.

Je n'ai pas fait photographier les os des trois pattes d'un lapin auquel j'avais désarticulé l'une des cuisses postérieures. Les lapins opérés de la sorte ne se tiennent qu'avec peine en équilibre. A mesure qu'ils avancent en âge la patte postérieure restante se meut de plus en plus diagonalement, et les pattes antérieures dévient de plus en plus du côté qui a perdu son appui derrière pour lui servir de soutien. La conséquence de cela est pour tous les os des extrémités une profonde déviation qu'il serait difficile de décrire brièvement.

Extraction du nerf facial. — Une incision commencée à la base du pavillon de l'oreille et continuée vers l'angle du maxillaire inférieur découvre le nerf. Deux ou trois coups de bistouri suffisent pour l'isoler des organes voisins. Cela fait, on glisse sous lui, d'après la méthode de Schiff, un crochet émoussé, et on le tire de toute sa longueur hors du conduit de Fallope. Lorsque l'opération réussit, le nerf se rompt à sa sortie du cerveau entre le pont de Varole et le *corpus trapezoïdes.* A la suite du nerf sortent ordinairement quelques gouttes de liquide cérébro-spinal; parfois aussi il se produit de légères convulsions qui disparaissent très-vite. Le nerf facial innerve le muscle buccinateur; or la langue et la joue dirigent les aliments dans la bouche. Lorsque le buccinateur est paralysé, les aliments poussés entre les dents par la langue ne trouvent plus de résistance; il se forme une poche flasque dans la joue, ce qui empêche totalement la mastication du côté opéré. Par suite de l'activité exagérée des muscles masticateurs du côté demeuré normal et de l'inaction des mêmes muscles du côté où le nerf facial a été enlevé, il se produit une scoliose très-marquée du crâne et de la face, ayant sa concavité du côté de la joue paralysée (pl. XI, fig. 1, 2 et 3). Ce sont les os de la face et la mâchoire inférieure qui forment principalement cette scoliose, mais il n'est pas une portion du crâne qui n'y prenne aucune part. Je fais remarquer en passant la différence frappante qui existe entre les dents des deux côtés. Celles du côté qui ne mâche pas sont plus longues et plus minces que celles du côté qui mâche; de plus elles sont striées transversalement.

En coupant et en disloquant du même côté le nerf infra-orbital et le nerf mandibulaire, on obtient d'une manière autre, quoique plus ou moins analogue, une scoliose identique mais plus faible. Les animaux traités de la sorte n'ont plus de sensations tactiles d'un côté de la bouche, aussi prennent-ils l'habitude de saisir leurs aliments surtout avec l'autre côté, et de mâcher aussi avec cet autre côté surtout; de là la scoliose. Il est probable qu'on peut obtenir un résultat analogue en opérant sur le nerf lingual. Les lapins auxquels je coupai et disloquai l'un des nerfs hypoglosses périrent.

L'avantage des expériences que nous venons de citer est que l'opération par elle-même n'est pas grave, et que son effet est aussi pur que certain. On peut aussi obtenir une déviation en extirpant l'un des muscles masséters. Lorsqu'outre le masséter on enlève le condyle et l'apophyse coronoïde du maxillaire inférieur, la diminution encore plus considérable de la contre-pression qui en résulte produit une voussure exagérée du crâne du côté opéré. Ces deux dernières opérations sont beaucoup plus graves que les aures et accompagnées d'une plus forte hémorrhagie.

Lorsqu'on enlève à un lapin nouveau-né une patte antérieure avec l'omoplate, l'effet principal est une scoliose considérable de la colonne vertébrale ayant sa concavité du côté opéré. Mais l'arrêt de l'activité du muscle trapèze produit aussi une déviation de l'écaille de l'os occipital vers le côté opposé (pl. XI, fig. 4). Cette déviation n'est du reste pas très-frappante.

CHAPITRE VI

INFLUENCE DES DENTS SUR LA FORME DU CRANE.

L'extraction des dents est une opération assez difficile et assez compliquée. On incise le long de la portion buccale du maxillaire inférieur, on pratique à deux endroits la ligature de la veine faciale, et on met à nu la portion de l'os qui porte les alvéoles. Cela fait on enlève au maxillaire inférieur une bande longitudinale large d'un millimètre, ce qui donne accès dans les alvéoles. Les alvéoles ainsi ouvertes, on introduit dans chacune d'elles un instrument fin en forme de cuiller avec lequel on soulève la dent et sa pulpe. Lorsque toutes les dents ont été ainsi extraites on recoud la plaie. Les figures 5 et 6 et les figures 7 et 8 de la planche XI représentent les crânes de deux lapins auxquels on avait enlevé les dents molaires de la mâchoire inférieure gauche. L'opération n'a du reste pas tout à fait réussi chez le lapin dont le crâne est photographié à la figure 5, et le lapin de la figure 7, chez lequel l'opération avait été très-bien faite, a dû être tué trop tôt. Si deux dents n'étaient pas restées au lapin de la figure 5, et si le lapin de la figure 7 avait pu demeurer en vie jusqu'à l'âge adulte, la scoliose aurait très-probablement atteint un plus haut degré chez tous les deux. Telle qu'elle est, il faut pour s'assurer de son existence tirer une ligne droite du milieu de la protubérance occipitale externe à la cloison des alvéoles des dents incisives supérieures. Le bord alvéolaire du maxillaire supérieur du côté opéré est atrophié; ses alvéoles forment une ligne droite et ses dents sont longues et minces, tandis que le bord alvéolaire du côté non opéré est fortement arqué et porte des dents courtes et robustes.

On pourrait faire encore des séries entières d'expériences. Les résultats seront certainement d'autant plus considérables, se compléteront et se corrigeront d'autant plus les uns les autres qu'on opérera sur des points plus nombreux et plus divers. Il est à peine nécessaire de répéter ici que les conditions internes de la croissance, dont j'ai parlé plus haut, n'ont rien de commun avec les idées organoplastiques (*organoplastische Ideen*) condamnées par Fick. Elles semblent cependant être pour le moment encore inaccessibles. D'où vient, par exemple, la singulière disproportion entre les os frontaux et pariétaux droits et gauches chez le crâne de la planche XI, figure 10? Il n'est pas improbable que le champ d'action de ces conditions internes, tel qu'on peut se le représenter chez l'animal au moment de sa naissance, se rétrécisse d'autant plus qu'on remonte plus haut dans la période embryonnaire. On ne peut se faire une idée de tout ce qu'il y aurait encore à rechercher dans cette direction.

Mes deux anciens médecins-adjoints, M. le docteur Rabus et M. le docteur Grashey, actuellement médecin-directeur de Deggendorf, m'ont secondé de la manière la plus obligeante et la plus prévenante dans le cours des expériences qui font l'objet de ce travail.

FIN

EXPLICATION DES PLANCHES

PLANCHE I

Figure 1. Sutures frontale et sagittale régénérées après leur excision.

Figure 2. Suture sagittale régénérée après son excision.

Figures 3, 4, 5, 6 et 7. Sutures entièrement nouvelles produites dans la continuité de l'os au moyen d'incisions faites à ce dernier.

Figure 8. Dessin du parcours normal des canaux de Havers (1 fois et demie la grandeur naturelle).

Figures 9 et 10. Parcours des canaux de Havers après la ligature des carotides (1 fois et demie la grandeur naturelle).

Figure 11. Trouble survenu dans le parcours des canaux de Havers à la suite de la ligature des veines jugulaires (1 fois et demie la grandeur naturelle).

Figure 12. Parcours des canaux de Havers dans un cas de synostose partielle congénitale de la suture sagittale (2 fois la grandeur naturelle).

Figure 13. Déviation du cerveau à la suite de l'extirpation de la portion supérieure de l'hémisphère cérébral gauche.

Figure 14. Crâne de lapin microcéphale chez lequel les sutures se sont conservées.

PLANCHE II

Figures 1, 2 et 3. Os wormiens. Forme et direction de leurs dentelures.

Figures 4, 5 et 6. Dentelures et écailles à l'extrémité temporale de la suture coronaire.

Figures 7 et 8. Sutures écailleuses autour d'un os wormien.

Figures 9, 10 et 11. Trois crânes de lapin de même diamètre; figure 9 sans os wormien, figure 1 avec un os wormien, figure 11 avec deux os wormiens.

PLANCHE III

Figures 1, 2 et 3. Crâne de lapin avec état fœtal de la suture temporale gauche à la suite de la ligature des carotides. Vu de trois côtés différents.

Figures 4, 5 et 6. Crâne avec état fœtal de la suture coronaire droite à la suite de la ligature des carotides. Vu de trois côtés différents.

Figures 7, 8 et 9. Crâne avec état fœtal de la suture coronaire gauche et synostose de la suture pariéto-interpariétale droite à la suite de la ligature des carotides. Vu de trois côtés différents.

PLANCHE IV

Figures 1, 2 et 3. Crâne avec état fœtal des sutures coronaire et temporale gauches à la suite de la ligature des carotides. Vu de trois côtés différents.

Figures 4, 5 et 6. Crâne avec état fœtal de la suture coronaire droite et de la suture temporale gauche à la suite de la ligature des carotides. Vu de trois côtés différents.

Figure 7. Synostose de la portion antérieure de la suture sagittale, et état fœtal de l'extrémité temporale de la suture coronaire gauche à la suite de la ligature des carotides.

Figure 8. Crâne normal à comparer avec celui de la figure suivante.

Figure 9. Synostose de la portion postérieure de la suture sagittale, à la suite de la ligature des carotides.

PLANCHE V

Figure 1. Crâne de la planche IV, figure 8, vu de devant.

Figure 2. Crâne de la planche IV, figure 9, vu de devant.

Figure 3. Crâne de la planche IV, figure 8, vu de côté.

Figure 4. Crâne de la planche IV, figure 9, vu de côté.

Figure 5. Crâne normal à comparer avec celui de la figure suivante.

Figure 6. Synostose partielle de la suture frontale à la suite de la ligature des carotides.

Figure 7. Moitié antérieure du crâne de la figure 5 vue de dedans.

Figure 8. Moitié antérieure du crâne de la figure 6 vue de dedans.

Figure 9. Synostose de la suture sagittale.

Figure 10. Moitié antérieure du crâne de la figure 11 vue de dedans.

Figure 11. Synostose de la suture coronaire droite à la suite de la ligature des carotides.

Figures 12 et 13. Synostose de la suture coronaire gauche du crâne d'une taupe. Vu de dessus et de dessous.

PLANCHE VI

Figures 1, 2 et 3. Crâne de lapin avec synostose de la suture coronaire gauche, état fœtal de la suture temporale gauche et deux lacunes dans les os frontaux, à la suite de la ligature des carotides. Vu de trois côtés différents.

Figures 4 et 5. Crâne normal vu de dessus et de derrière. A comparer avec les figures 6 et 7.

Figures 6 et 7. Crâne avec synostose des sutures qui séparent la portion articulaire de l'os occipital de son écaille. Vu de dessus et de derrière. (La lacune qu'on voit à ces figures comme aux deux précédentes dans les os pariétaux est artificielle.)

Figure 8. Suture sagittale lisse, conséquence de la ligature des veines jugulaires.

Figure 9. Synostoses en forme de ponts à la suture sagittale, conséquence de la ligature des veines jugulaires (comp. pl. I, fig. 11).

Figure 10. Synostose partielle congénitale de la suture sagittale (comp. pl. I, fig. 12).

Figure 11. Suture sagittale lisse, conséquence de la ligature des carotides.

Figures 12 et 13. Atlas et épistrophée dont les trous transversaux (pour l'art. vertébrale) se sont agrandis à la suite de la ligature des carotides.

Figures 14 et 15. Atlas et épistrophée d'un lapin normal. A comparer avec les deux figures précédentes.

Figure 16. Maxillaires inférieurs du crâne de la planche IV, figure 4.

PLANCHE VII

Figure 1. Formation d'un écartement à la suite d'une incision pratiquée à travers l'os frontal et l'os pariétal.

Figure 2. Formation d'un écartement à la suite de l'excision d'une bandelette d'os enlevée à l'os pariétal.

Figures 3 et 4. Formation d'un écartement du crâne à la suite de l'extirpation de l'hémisphère cérébral gauche.

Figure 5. Excision d'une bandelette d'os dans chacun des os pariétaux. Avancement des os frontaux dans l'écartement produit.

Figure 6. Excision d'un petit triangle d'os dans l'os pariétal droit. La lacune ainsi formée a été comblée par l'os pariétal gauche.

Figures 7 et 8. Extirpation de l'os interpariétal. La lacune ainsi formée a été comblée par les os limitrophes.

Figure 9. Marques faites aux os pariétaux et frontaux.

PLANCHE VIII

Figures 1 et 2. Crâne dilaté à la suite de l'excision de la suture sagittale, de la formation d'un écartement, et d'une encéphalite consécutive. Vu de dessus et de dessous.

Figure 3. Voûte crânienne rétrécie et aplatie dans toutes les dimensions à la suite de l'extirpation des deux hémisphères cérébraux. La plaie de l'os s'est cicatrisée et toutes les sutures se sont conservées.

Figure 4. Voûte crânienne normale. A comparer avec la figure précédente.

Figure 5. Voûtes crâniennes des figures 3 et 4 vues de côté.

Figure 6. Les mêmes vues de devant.

Figures 7, 8, 9 et 10. Segments transversaux du crâne (région du bulbe olfactif) d'un lapin auquel on avait oblitéré la narine droite, ce qui avait occasionné l'atrophie du bulbe olfactif droit.

Figures 11 et 12. Moitié antérieure et moitié postérieure du crâne d'un pigeon auquel on avait détruit la rétine droite. La cavité du crâne destinée à recevoir les lobes optiques est beaucoup plus petite à gauche qu'à droite.

Figures 13 et 14. Moitié antérieure et moitié postérieure du crâne d'un pigeon auquel on avait enlevé les deux rétines.

Figures 15, 16, 17, 18 et 19. Segments transversaux d'un crâne de lapin normal. A comparer avec les figures suivantes.

Figures 20, 21, 22, 23 et 24. Segments transversaux du crâne d'un lapin auquel on avait détruit les deux rétines et oblitéré les deux méats auditifs externes.

Les figures 15 et 20 représentent la région des bulbes olfactifs. Dans la figure 15 l'espace cérébral est plus petit, le crâne plus épais; dans la figure 20 l'espace cérébral est plus grand, le crâne plus mince. Dans les figures suivantes les rôles sont intervertis.

PLANCHE IX

Figure 1. Segment du crâne renfermant la partie antérieure de l'orbite. Lapin normal.

Figure 2. Même segment du crâne chez un lapin auquel on avait enlevé les deux rétines après avoir extirpé le tiers antérieur du bulbe de l'œil.

Figure 3. Même segment du crâne chez un lapin auquel on avait enlevé la rétine droite seulement.

Figures 4, 5, 6 et 7. Crâne d'un lapin auquel on avait énucléé l'œil gauche. Vu de dessus, de dessous et de chaque côté.

Figure 8. Moitié antérieure du même crâne vue de dedans.

Figures 9 et 10. Les deux omoplates d'un lapin auquel on avait paralysé les fléchisseurs de la patte antérieure gauche en coupant et disloquant les nerfs cervicaux gauches 5 et 6.

Figures 11 et 12. Omoplates d'un lapin auquel on avait paralysé les extenseurs en coupant et disloquant les nerfs cervicaux gauches 7 et 8.

Figure 13. Segment du crâne d'un lapin dont l'arcade orbitaire d'un côté a été déviée en bas à la suite d'un ankyloblepharon artificiel.

PLANCHE X

Figures 1 et 2. Scoliose de la base du crâne à la suite de l'extirpation d'une portion de l'hémisphère cérébral gauche. Le sillon sphénoïdal (*sulcus sphenoidalis*, Krause) a été recouvert par l'os et transformé en canal.

Figures 3 et 4. Voûte du crâne de deux lapins opérés de la même façon que ceux des figures précédentes.

Figures 5 et 6. Omoplates d'un lapin auquel on avait désarticulé l'humérus gauche.

Figures 7 et 8. Os de l'avant-bras d'un lapin auquel on avait enlevé toutes les parties molles de l'avant-bras droit, en ne laissant que les os et la peau.

Figures 9, 10, 11 et 12. Les deux humérus d'un lapin auquel on avait désarticulé l'avant-bras gauche. Vus de devant et de derrière.

Figures 13, 14, 15 et 16. Les deux humérus d'un second lapin traité comme celui des figures précédentes (9-12).

Figures 17, 18, 19 et 20. Les deux pattes antérieures d'un lapin auquel on avait coupé et disloqué le plexus brachial gauche, puis extirpé les os de l'avant-bras gauche.

PLANCHE XI

Figures 1, 2 et 3. Crâne (vu de dessus et de dessous) et mâchoire inférieure d'un lapin auquel on avait extirpé le nerf facial gauche. Scoliose du crâne.

Figure 4. Crâne d'un lapin auquel on avait extirpé la patte antérieure droite avec l'omoplate. Déviation à gauche de l'écaille de l'occipital.

Figures 5 et 6. Crâne d'un lapin auquel on avait extrait incomplétement les dents molaires du maxillaire inférieur gauche.

Figures 7 et 8. Crâne d'un lapin auquel on avait extrait complétement les dents molaires du maxillaire inférieur gauche.

Figure 9. Formation d'un écartement au crâne à la suite de l'excision de la suture sagittale. Du reste le développement du crâne est normal.

Figure 10. Légère scoliose du crâne à la suite d'un développement inégal des os frontaux et pariétaux.

Figure 11. Scoliose du crâne à la suite de l'extirpation de l'hémisphère cérébral gauche. Formation d'un écartement, et synostose partielle de la suture coronaire gauche.

TABLE DES MATIÈRES.

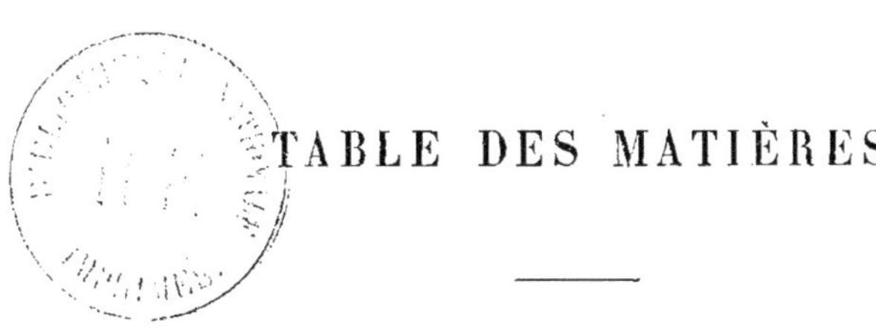

TABLE DES MATIÈRES

DE LA CROISSANCE DU CRANE

PREMIÈRE PARTIE

PHÉNOMÈNES DE CROISSANCE CONCERNANT LES OS SEULS.

DEUXIÈME PARTIE

INFLUENCE D'AGENTS CIRCONVOISINS SUR LA CROISSANCE DU CRÂNE.

FIN DE LA TABLE DES MATIÈRES

PARIS. — IMPRIMERIE DE E. MARTINET, RUE MIGNON, 2.

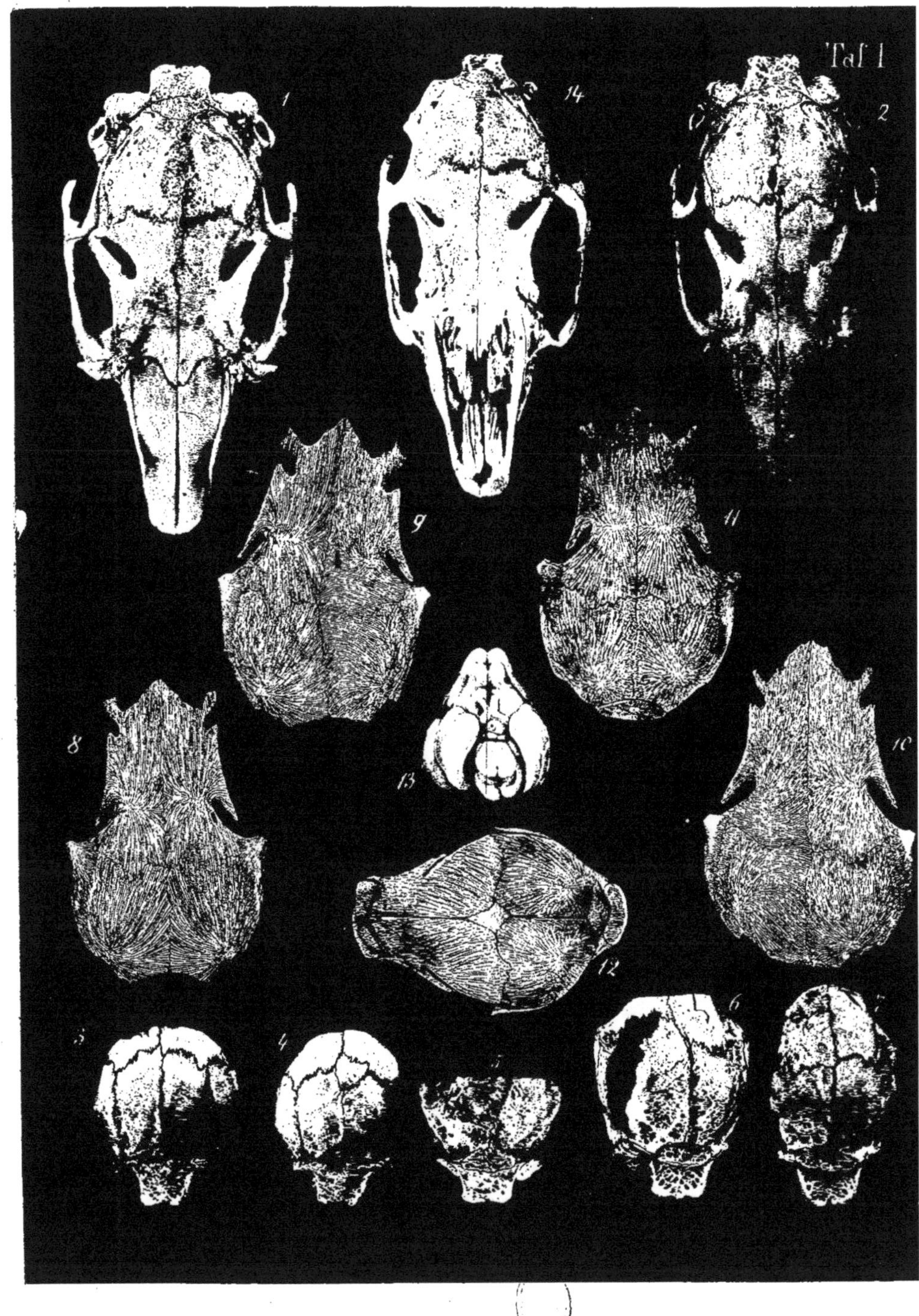
Taf I
1
14
2
9
11
8
13
10
12
3
4
5
6
7

Taf. II.

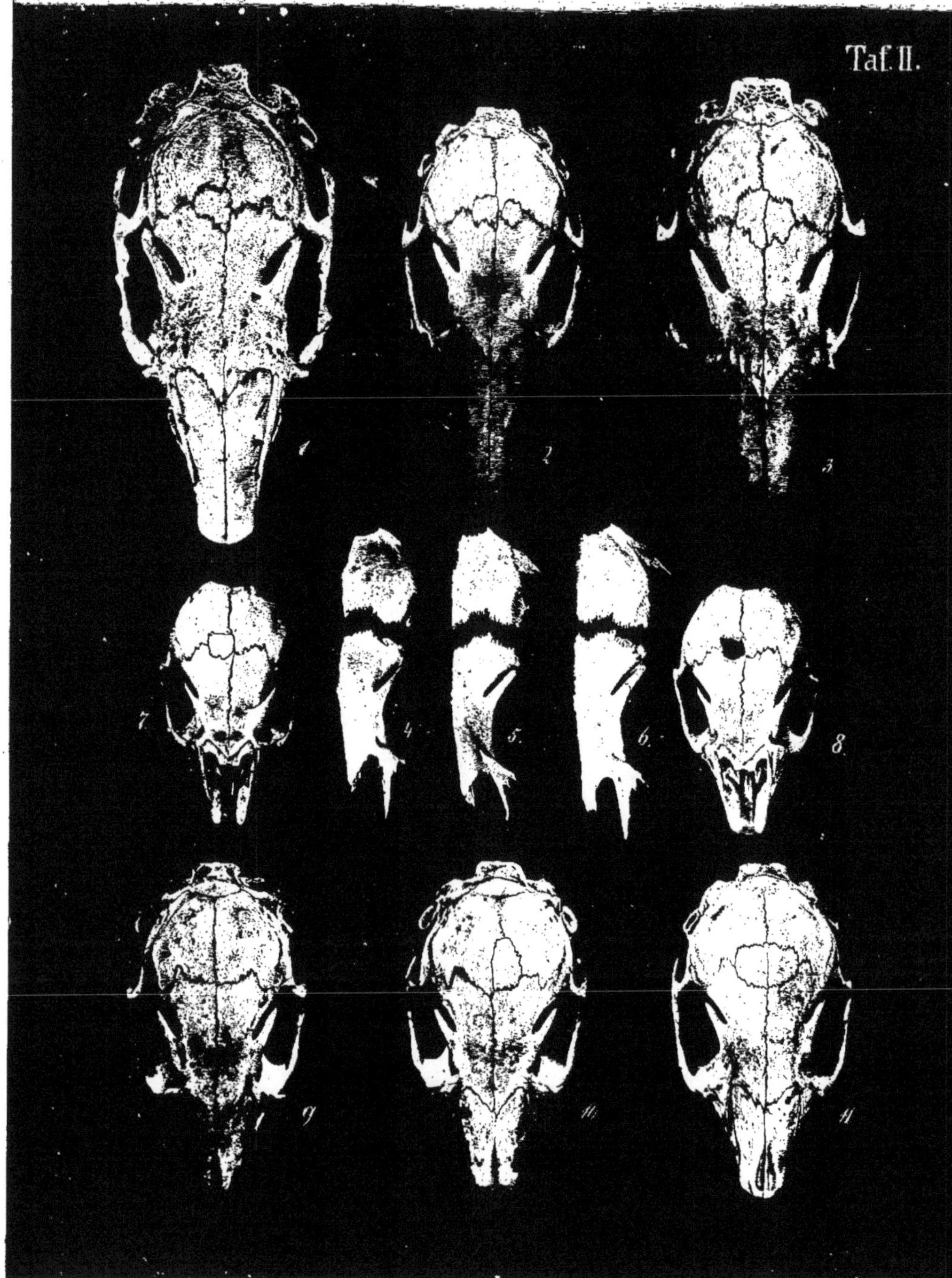

Taf. III.

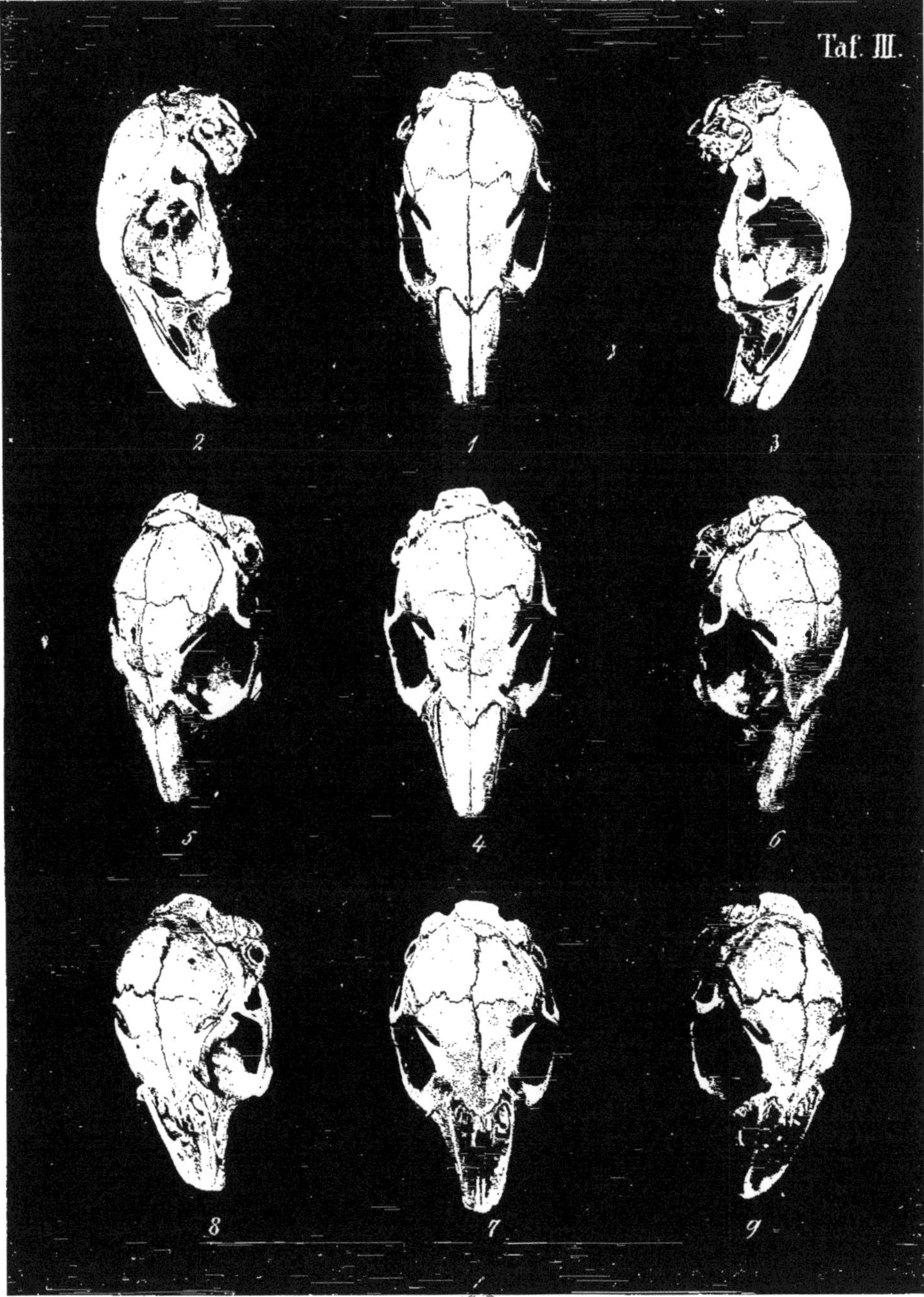

Taf. IV.

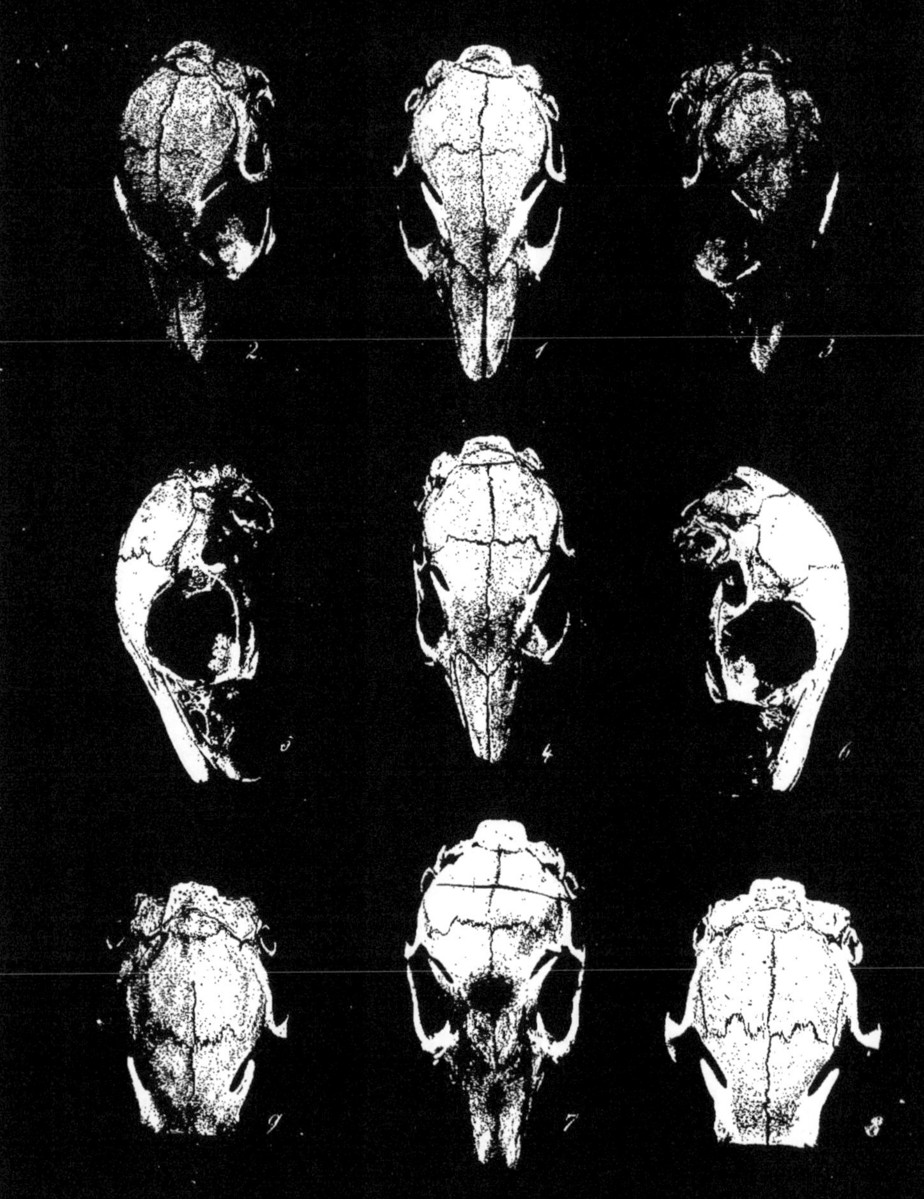

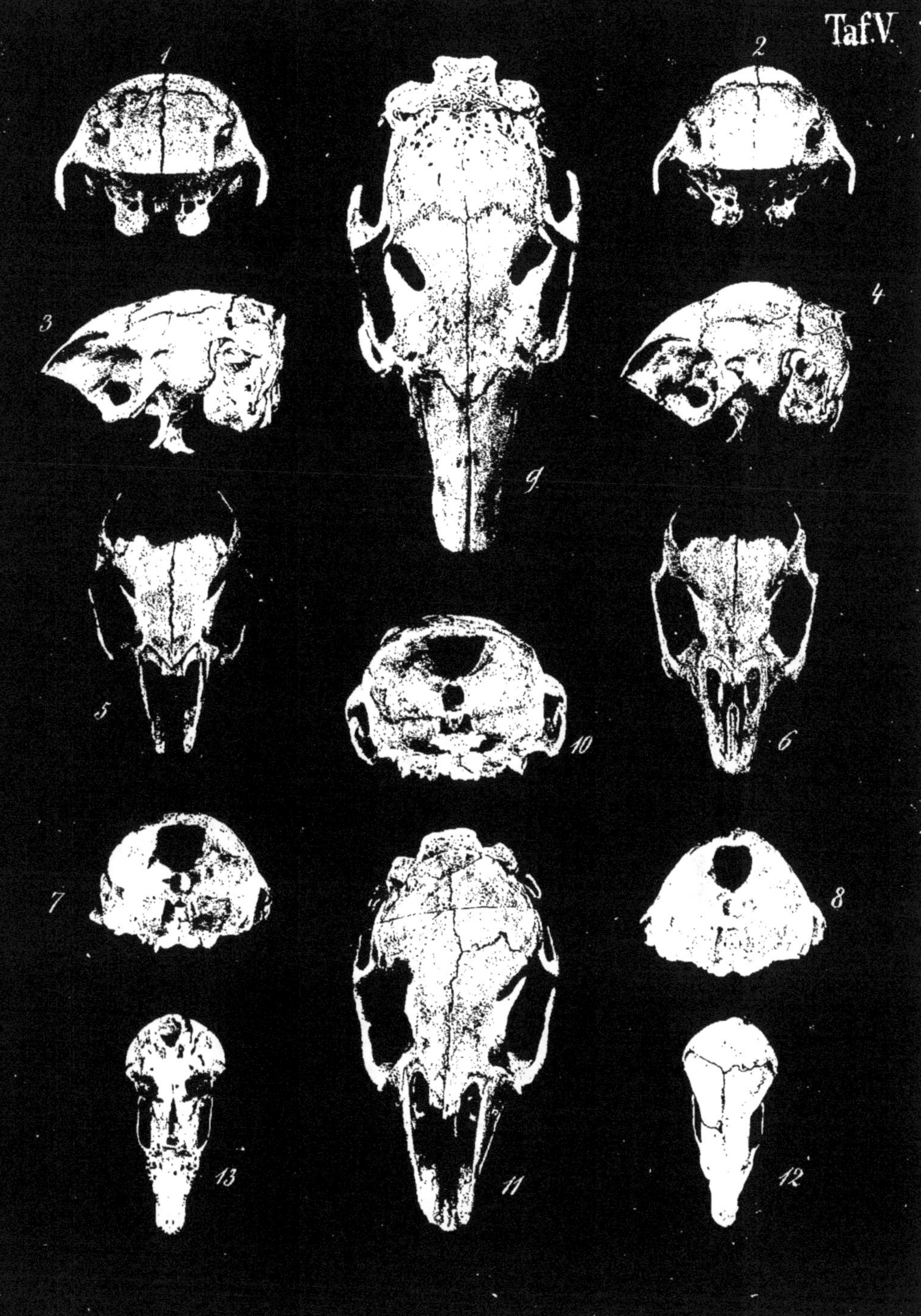
Taf. V.
1
2
3
4
9
5
10
6
7
8
13
11
12

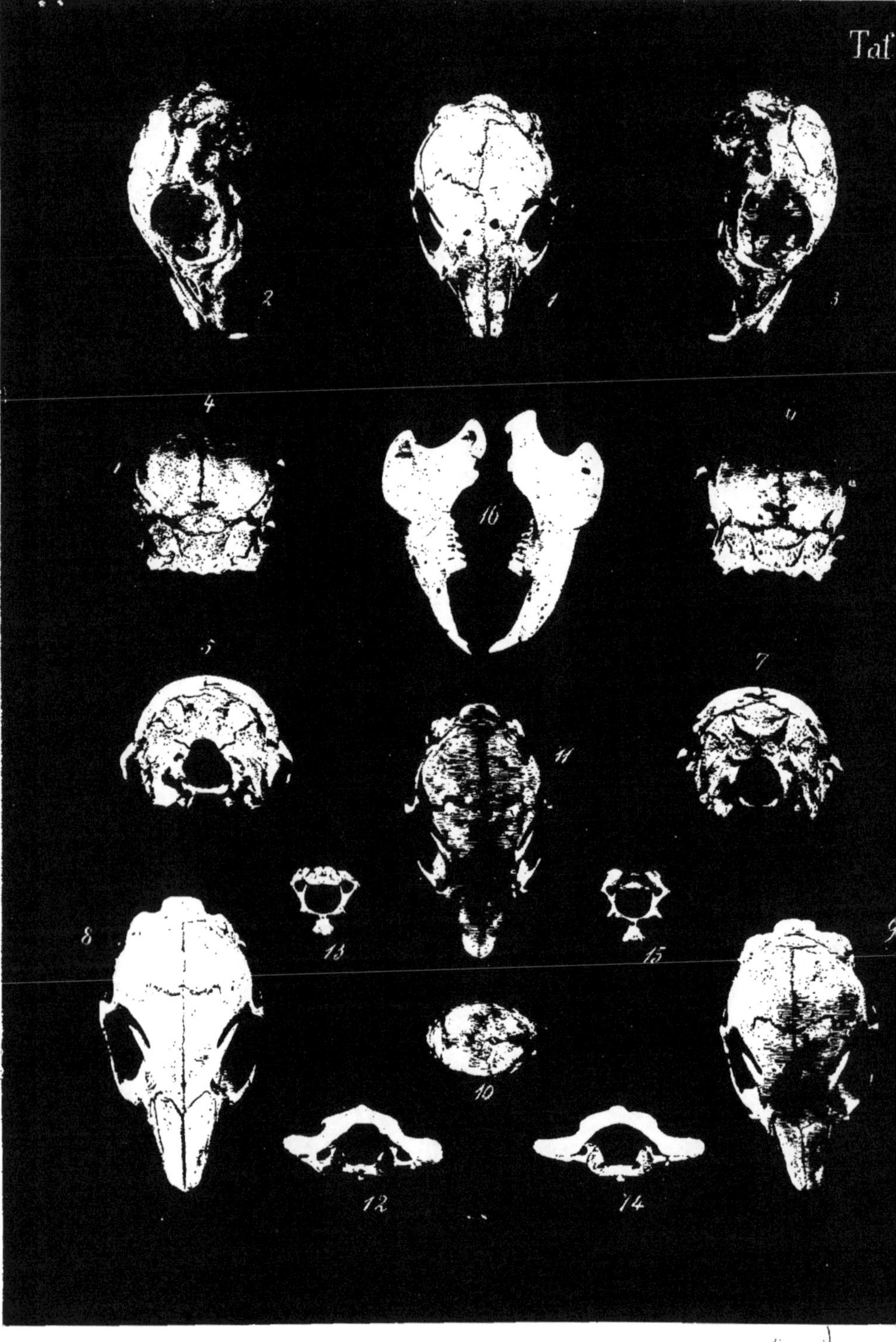
Taf.
2
1
3
4
16
5
11
7
13
15
8
10
12
14

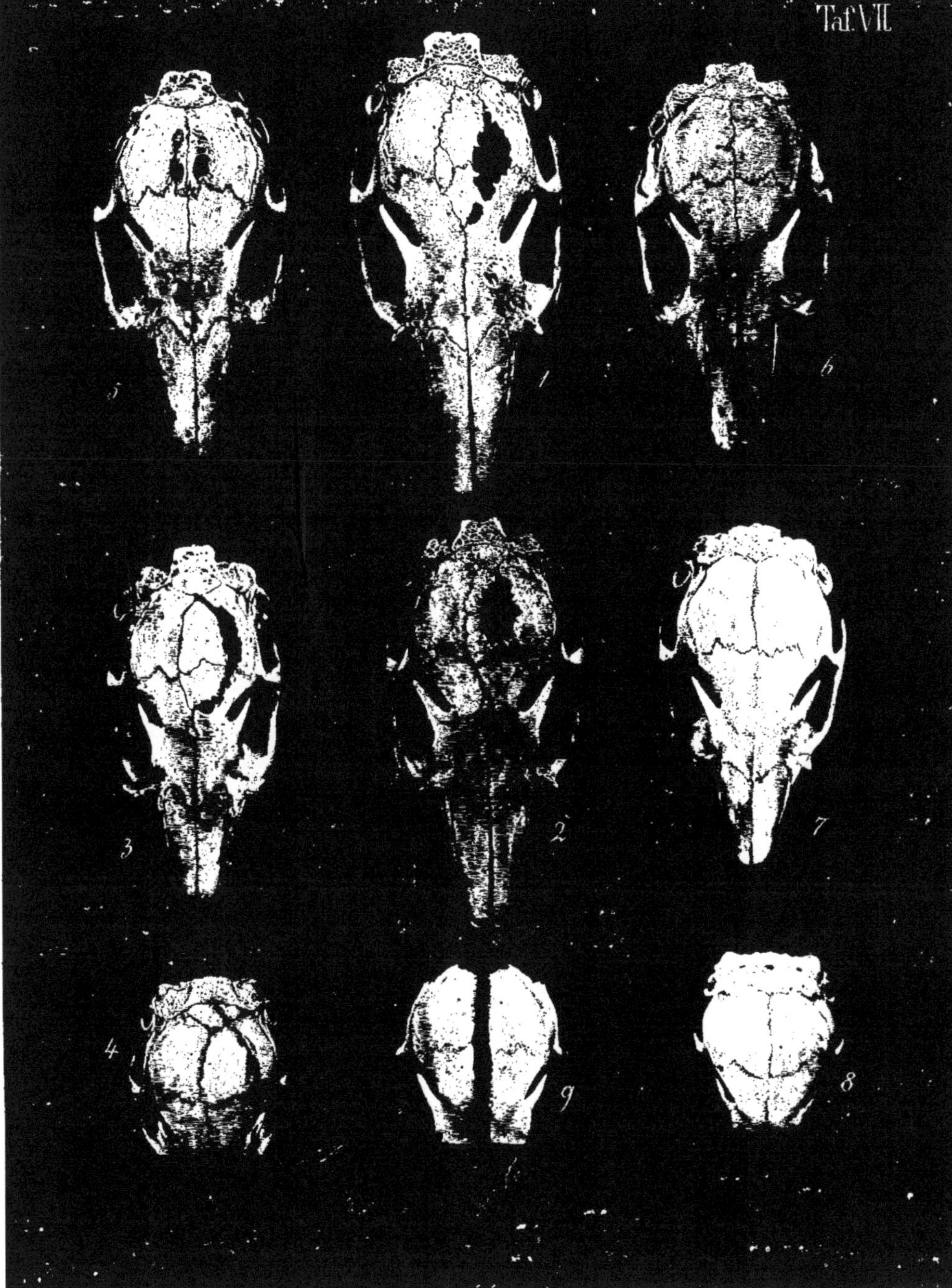
Taf. VII
5
1
6
3
2
7
4
9
8

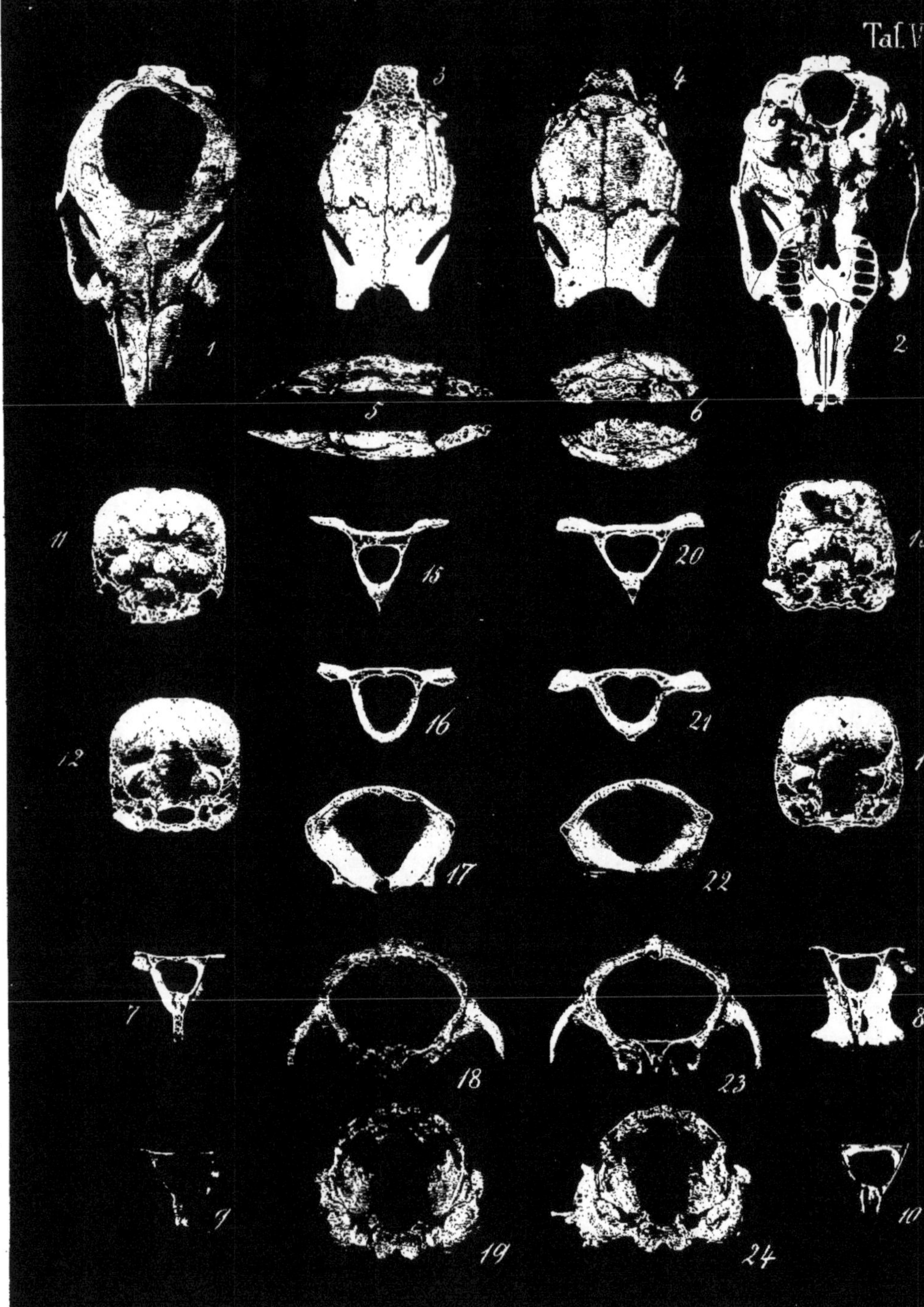
Taf. V
1
2
3
4
5
6
7
8
9
10
11
12
15
16
17
18
19
20
21
22
23
24

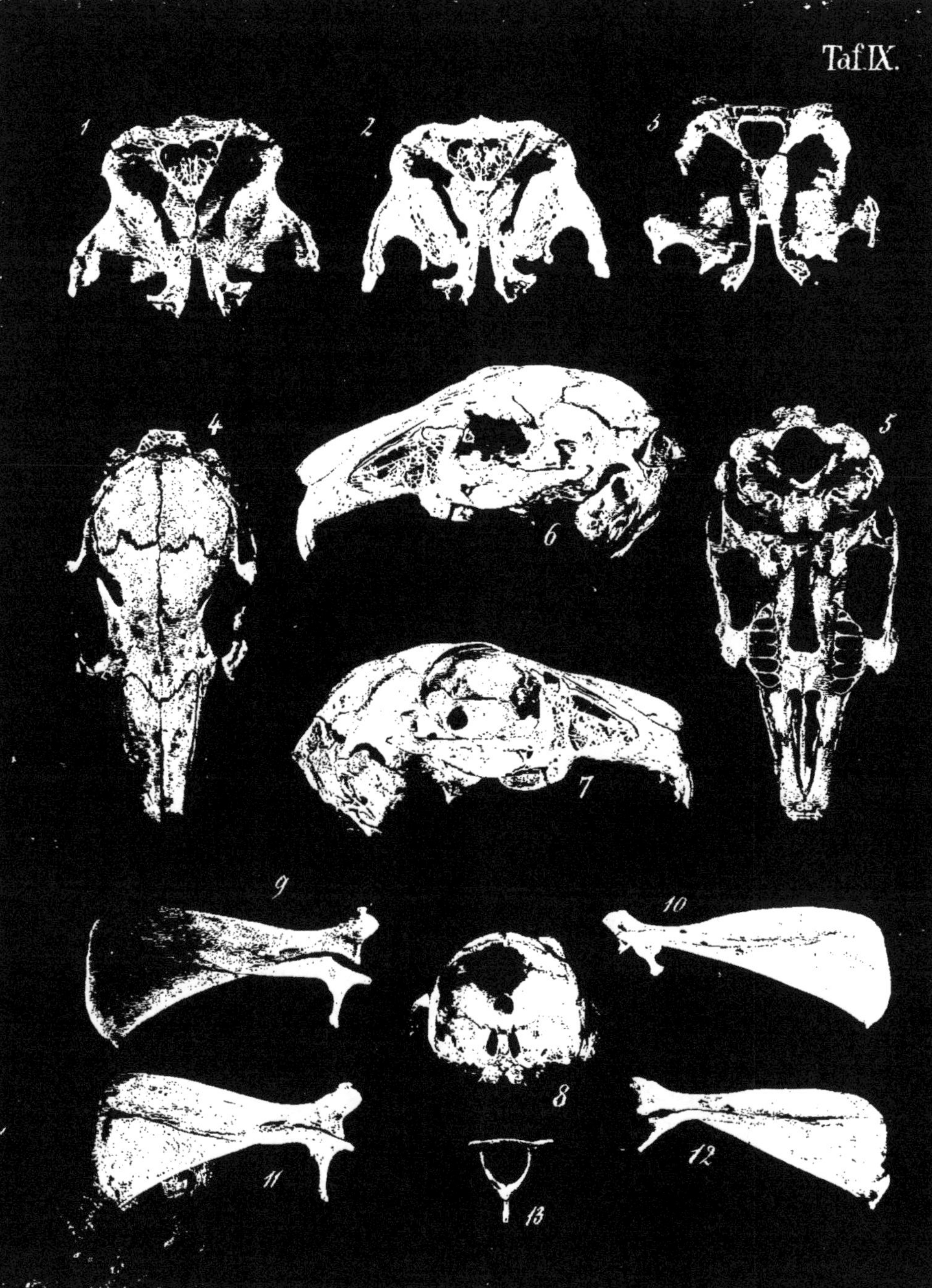
Taf. IX.
1
2
3
4
5
6
7
8
9
10
11
12
13

Taf. X.

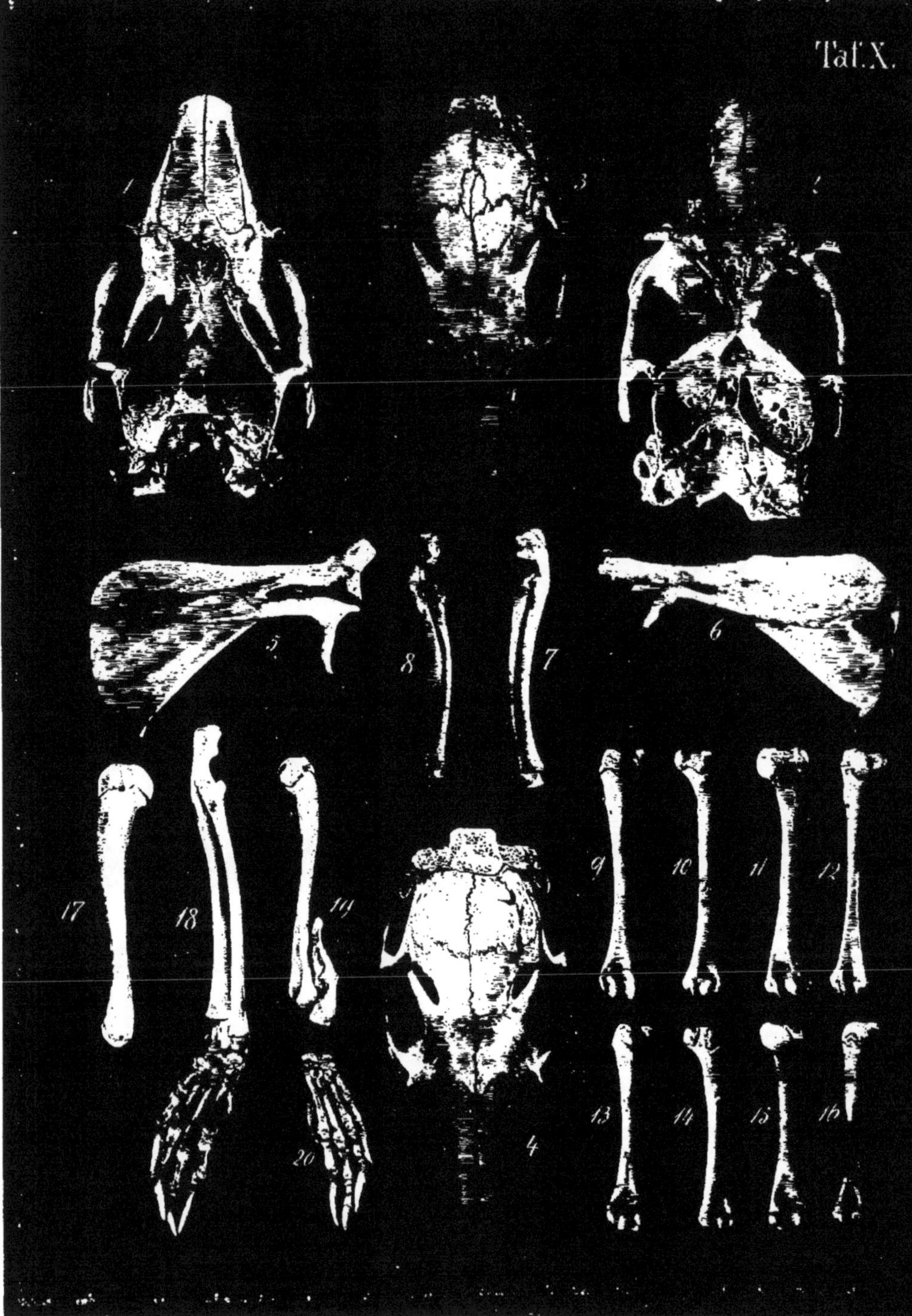

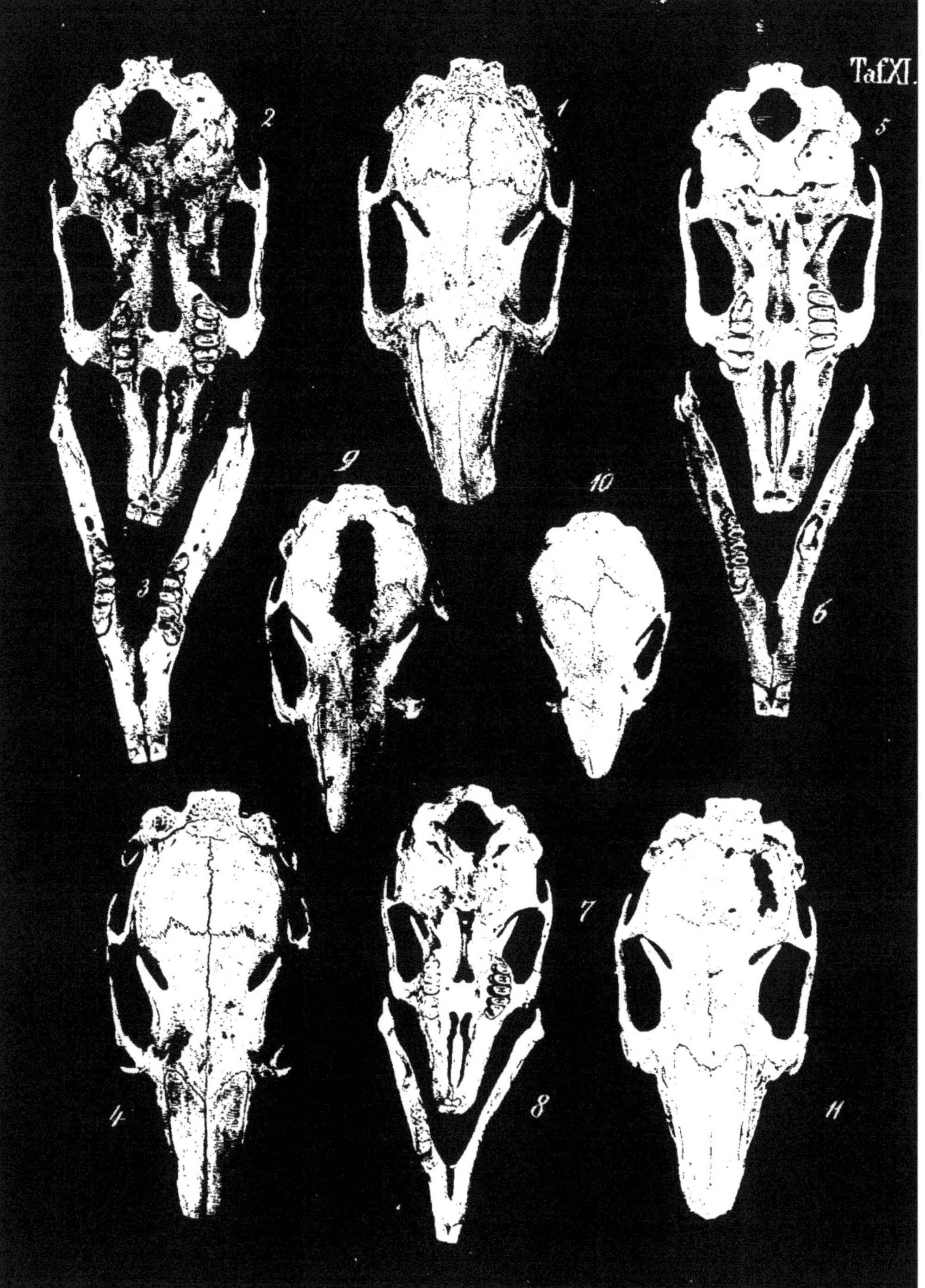
Taf.XI.
2
1
5
9
10
3
6
7
4
8
11

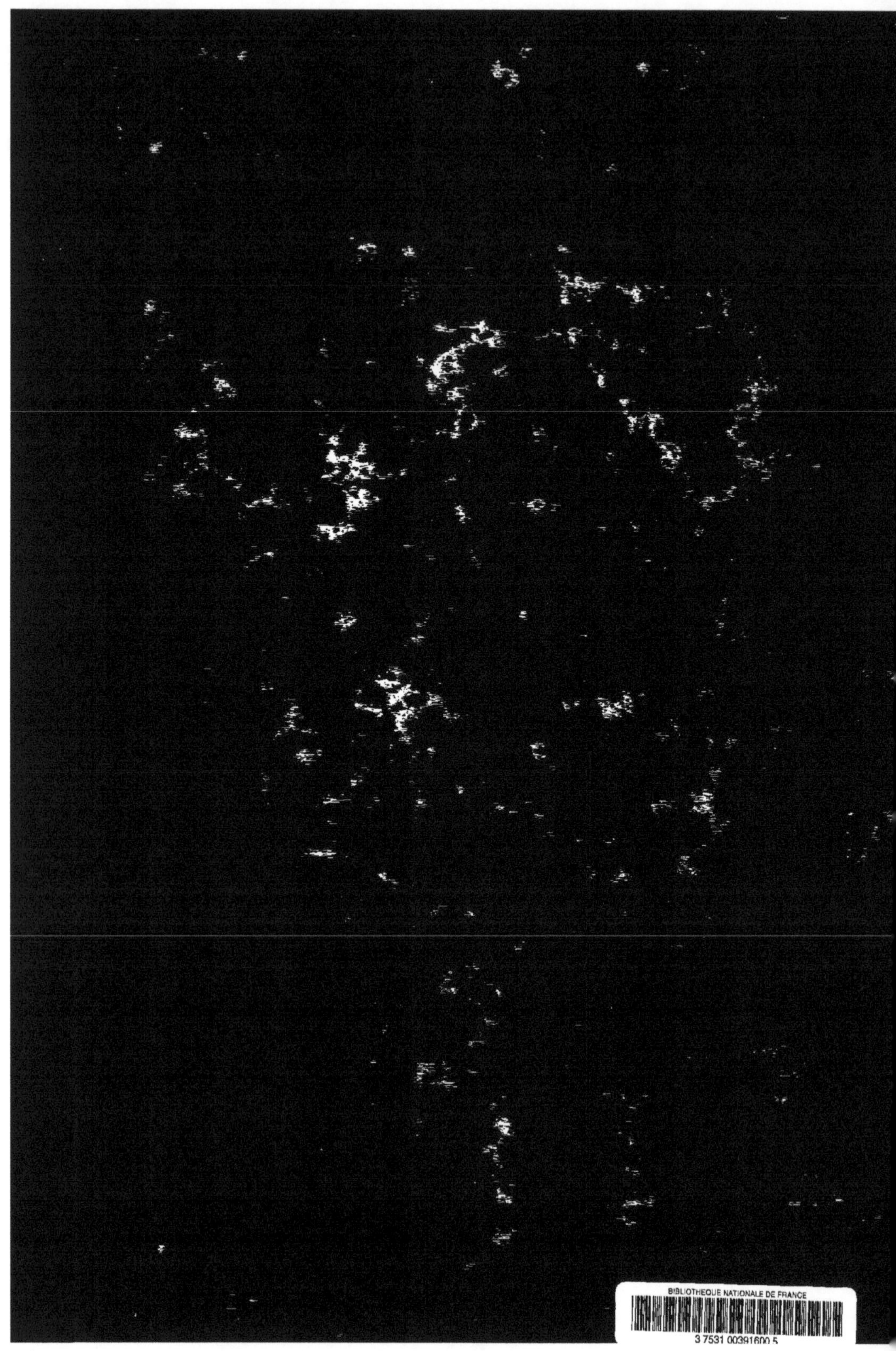

www.ingramcontent.com/pod-product-compliance
Ingram Content Group UK Ltd.
Pitfield, Milton Keynes, MK11 3LW, UK
UKHW012236240726
13966UKWH00003B/1113

9 782011 777157